날마다 행복한
시니어 놀이책

2

날마다 행복한
시니어 놀이책 2
신체·인지 놀이

초판 1쇄 인쇄　2024년 12월 5일
초판 1쇄 발행　2024년 12월 20일

지은이　안명숙
펴낸이　송주영
펴낸곳　북센스
편　집　조윤정
삽　화　신은영
디자인　심심거리프레스

출판등록　2019년 6월 21일 제2021-000178호
주소　서울시 종로구 효자로15, 2층
전화　02-3142-3044
팩스　0303-0956-3044
이메일　ibooksense@gmail.com
ISBN　979-11-91558-46-3 (04370)
　　　979-11-91558-44-9 (세트)

*이 책에 실린 모든 내용은 저작권법에 따라 보호받는 저작물이므로
　무단 전재나 복제를 금합니다.
*책값은 뒤표지에 있습니다.

날마다 행복한
시니어 놀이책 2

안명숙 지음

신체·인지
놀이

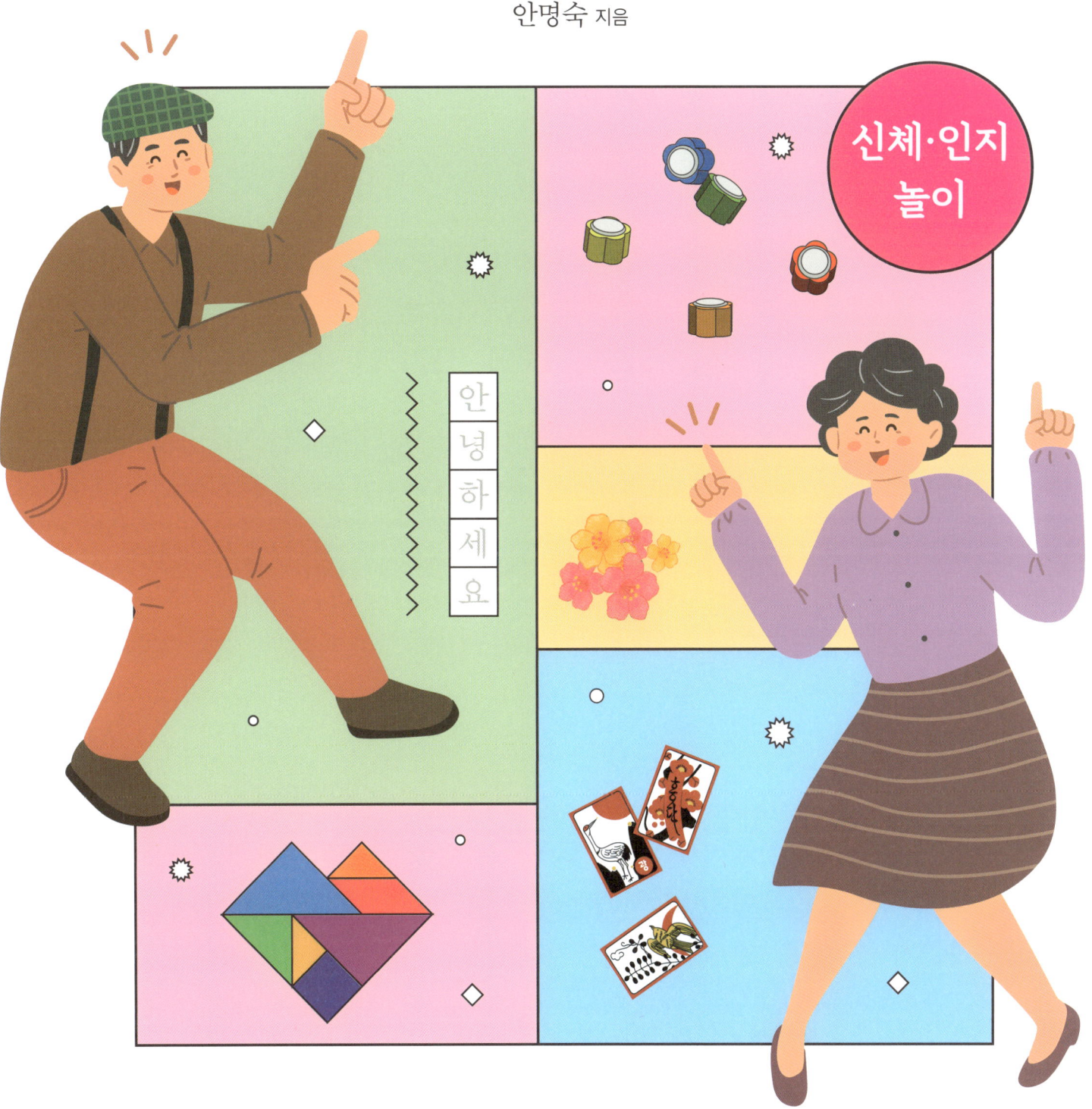

북센스

> 차례

이 책을 보는 방법　　　　　　　　　　　　6

날마다 행복한 신체 놀이

- **01** 공 넣기　　　　　　　　　　　　11
- **02** 손 율동하기　　　　　　　　　　14
- **03** 컵 쌓기　　　　　　　　　　　　17
- **04** 매일 5분, 치매예방 손 놀이　　　20
- **05** 말하는 공　　　　　　　　　　　23
- **06** 반려식물 키우기　　　　　　　　26
- **07** 스마트 폰 사진 보내기　　　　　31
- **08** 노래하기 공　　　　　　　　　　35
- **09** 칠교 놀이　　　　　　　　　　　38
- **10** 실뜨기 놀이　　　　　　　　　　41

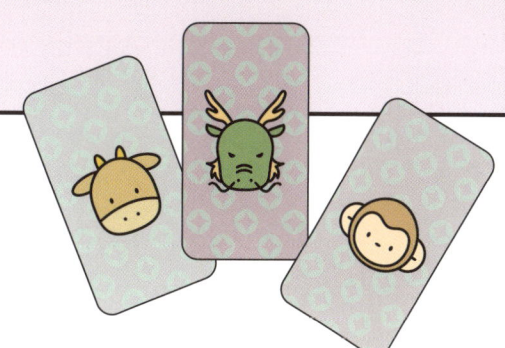

11	아카시아 잎	45
12	쌀·보리 놀이	48
13	공기 놀이	51

날마다 행복한 인지 놀이

01	십이지신 이름 외우기	57
02	화투 놀이	60
03	있다·없다 놀이	63
04	비밀봉지 놀이	66
05	스무고개 놀이	69

부록   75

이 책을 보는 방법

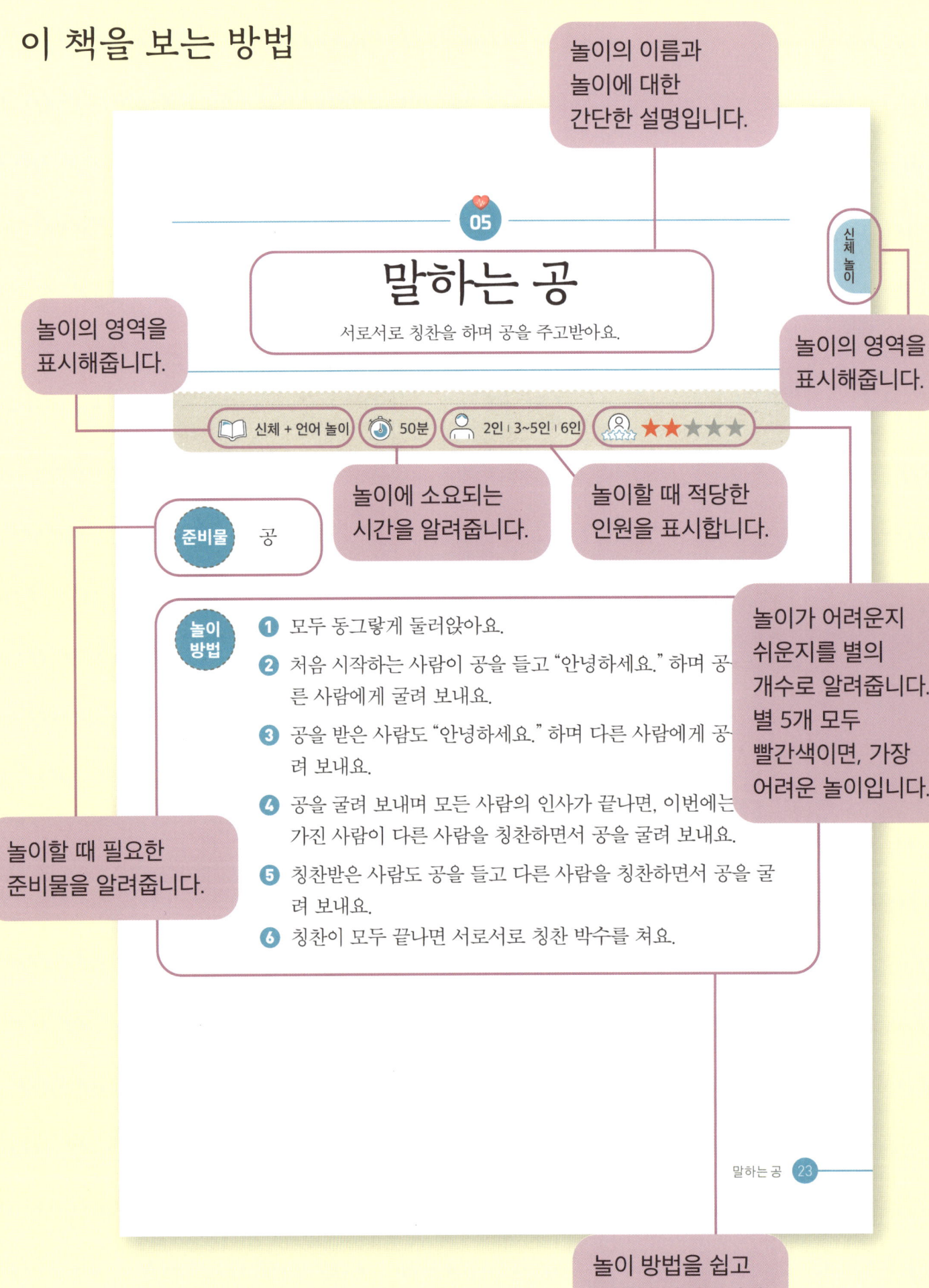

놀이의 이름과 놀이에 대한 간단한 설명입니다.

놀이의 영역을 표시해줍니다.

놀이의 영역을 표시해줍니다.

놀이에 소요되는 시간을 알려줍니다.

놀이할 때 적당한 인원을 표시합니다.

놀이가 어려운지 쉬운지를 별의 개수로 알려줍니다. 별 5개 모두 빨간색이면, 가장 어려운 놀이입니다.

놀이할 때 필요한 준비물을 알려줍니다.

놀이 방법을 쉽고 자세히 알려줍니다.

> 책에서 알려주는 놀이방법 외에 다른 놀이법이나 적용하면 좋은 팁을 알려줍니다.

 이렇게 해보세요!

① 하나, 둘, 셋, 넷 구령을 붙여 동작 연습을 해요.
② 동작이 익숙해지면 노래를 부르며 손 운동 박수를 쳐요.
③ 〈고향의 봄〉 또는 〈퐁당퐁당〉을 다 부르면 전체 동작을 2번 할 수 있어요.

⚠ **놀이할 때 이것만 주의해주세요!**

① 동작과 노래를 같이 해야 하므로 노래는 원 박자보다 느리게 불러요.
② 동작을 조금 다르게 한다고 해도 괜찮아요. 차근차근 따라 하다 보면 맞게 할 수 있어요.

> 놀이할 때 주의할 사항을 알려줍니다.
> 놀이가 더욱 재미있게 진행될 수 있습니다.

 한 줄 평

○○동네 허 여사님
"손 운동 박수를 연습해서 친구들과 함께 해야겠어요. 준비물이 없고 동작도 쉽게 할 수 있어서 좋아요."

22 날마다 행복한 시니어 놀이책 2

> 놀이를 직접 체험한 분들의 평을 담았습니다.

신체 놀이를 시작하기 전에 알아두면 좋아요

1. 놀이를 시작하기 전에 양손에 힘을 빼고 천천히 주먹을 쥐었다 폈다 하면서 손을 풀어보세요.
2. 놀이를 할 때는 언제나 밝은 표정으로 기분 좋게 하세요.

날마다 행복한 신체 놀이

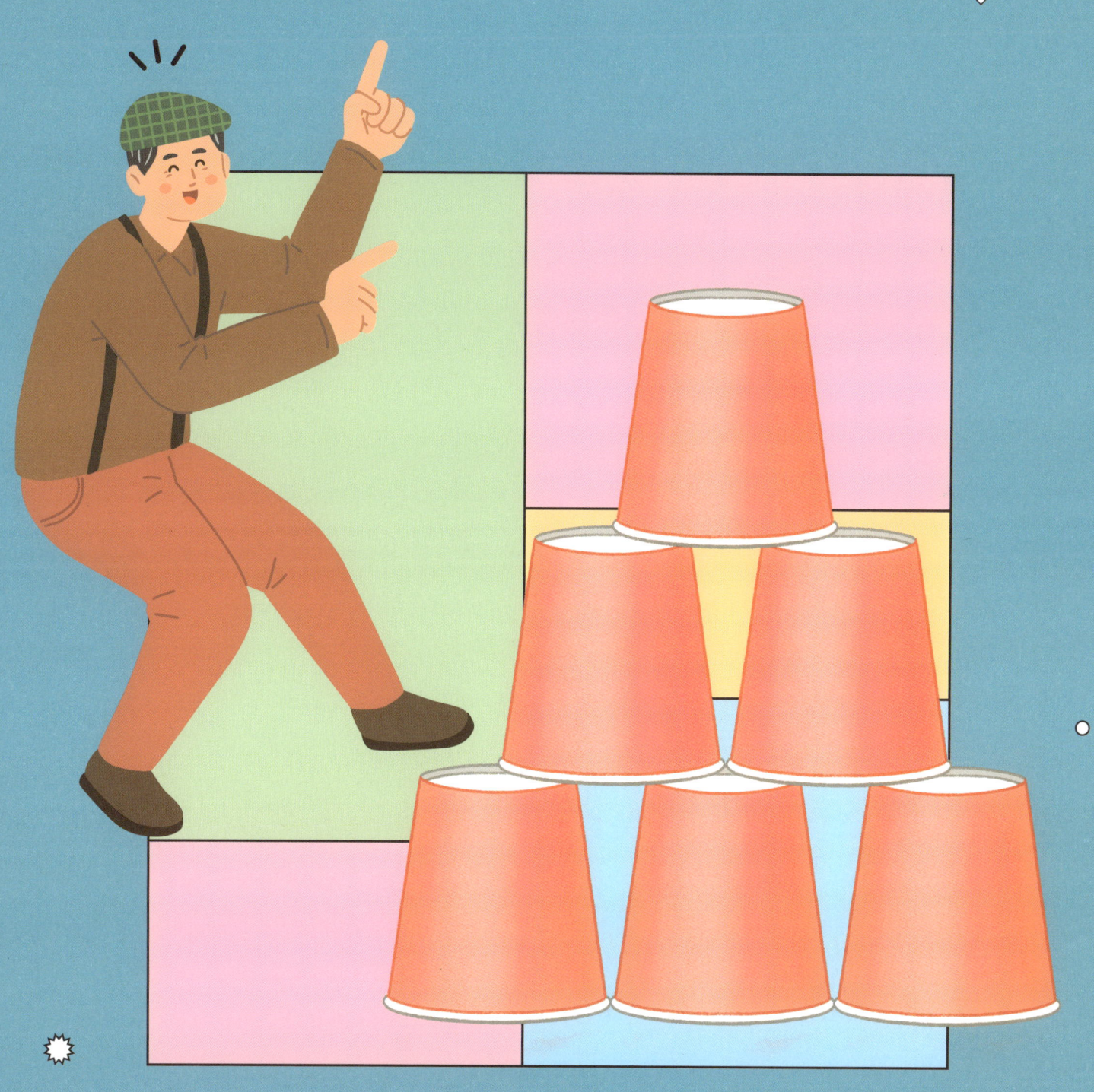

01 공 넣기
02 손 율동하기
03 컵 쌓기
04 매일 5분, 치매예방 손 놀이
05 말하는 공
06 반려식물 키우기
07 스마트 폰 사진 보내기
08 노래하기 공
09 칠교 놀이
10 실뜨기 놀이
11 아카시아 잎
12 쌀·보리 놀이
13 공기 놀이

공 넣기

달걀판에 공을 튕겨 넣어보세요.

📖 신체 놀이   ⏱ 50분   👤 2인 | 3~5인 | 6인   ★★☆☆☆

준비물: 달걀판 2개(30구), 탁구공 10개

놀이 방법

1. 바닥에 달걀판과 탁구공을 준비하세요.
2. 달걀판을 놓고 다섯 뼘 거리만큼 떨어져 앉아요.
3. 놀이 시작 전에 연습으로 공을 바닥에 튕겨 달걀판에 넣어보세요.
4. 연습이 끝나면 한 사람이 10개의 공을 한 개씩 바닥에 튕겨 달걀판에 넣어보세요.
5. 10개의 공을 다 사용했다면, 달걀판에 들어간 탁구공의 수를 세어요.
6. 달걀판에 넣은 공이 많은 사람이 이기게 돼요. 동점이면 다시 넣기를 하거나, 가위바위보를 해서 승부를 정해요.
7. 우승자에게 박수로 축하하고, 다 같이 박수로 마무리해요.

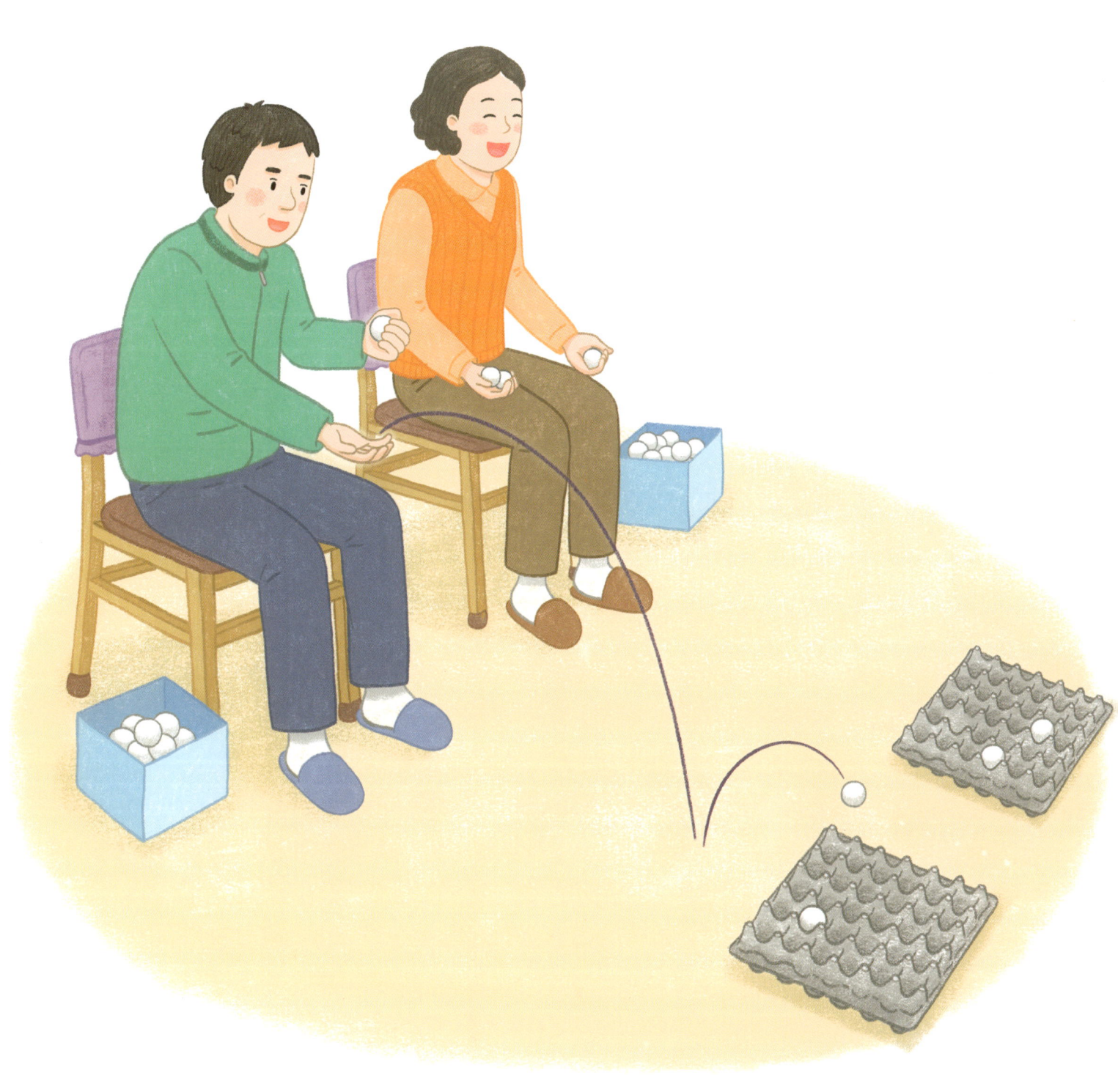

이렇게 해보세요!

① 탁구공의 수를 셀 때는 모두 함께 소리 내어 세어보세요.

② 놀이가 진행되면 구경하는 사람들은 응원가를 불러요.

*동요 〈퐁당퐁당〉을 공 넣기 응원가로 바꿔 불러보세요.

퐁당퐁당

퐁당퐁당 공을 던지자 누나 몰래 공을 던지자
공들아 튕겨서 달걀판에 들어가라
건너편에 앉아서 구경을 하는 우리들 얼굴에 웃음꽃 피어라

놀이할 때 이것만 주의해주세요!

① 충분히 연습해야 달걀판에 공을 잘 넣을 수 있어요.

② 달걀판 위치를 보고 손힘을 조절해서 던져야 잘 들어가요. 공을 세게 던지면 위로 튕겨 나가 들어가지 않을 수 있어요.

③ 연습해도 잘 안 들어가면 공을 바닥에 튕기지 않고 직접 달걀판에 던져 넣어요.

④ 달걀판은 꼭 비눗물로 깨끗이 씻고 물기를 말려 사용하세요.

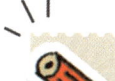 **한 줄 평**

○○동네 전 여사님
"생활에 익숙한 물건으로 놀이를 하니 편안하고 공이 달걀판 속에 쏙 들어갈 때 느낌이 좋았어요."

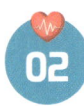

손 율동하기

손뼉을 치며 노래를 불러보세요.

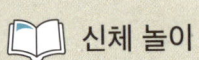 신체 놀이    50분   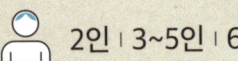 2인 | 3~5인 | 6인    ★★★★★

 **준비물** 없음

 **놀이 방법**
① 두 명씩 마주 앉아요.
② 하나, 둘, 셋, 넷 구령에 맞춰 손 율동을 해요.

동작
① 무릎 탁탁 손뼉 짝짝 무릎 탁탁 손뼉 짝짝
② 무릎 탁탁 손뼉 짝짝 무릎 탁탁 손뼉 짝짝

*15쪽 그림을 보며 ①② 동작을 반복하세요.
*①② 동작이 익숙해지면 15쪽 그림에 있는 ③④⑤동작도 해보세요.

손 율동하기 놀이 동작

❶ 무릎 탁탁

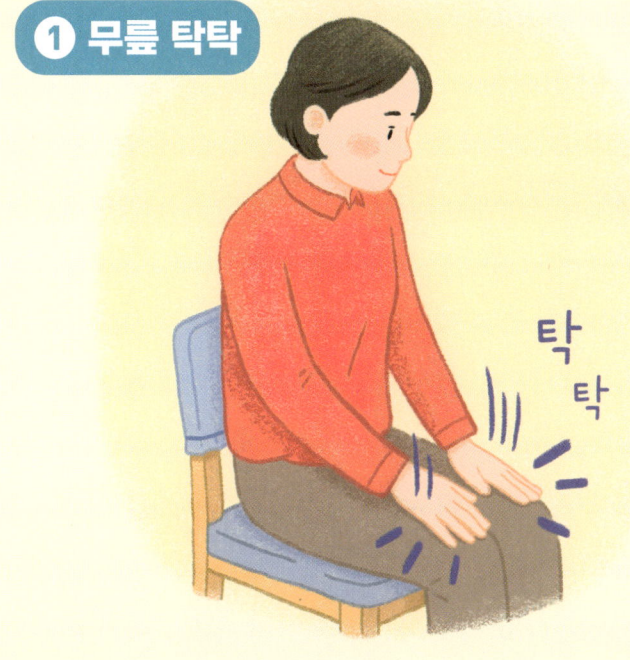

❷ 손뼉 짝짝

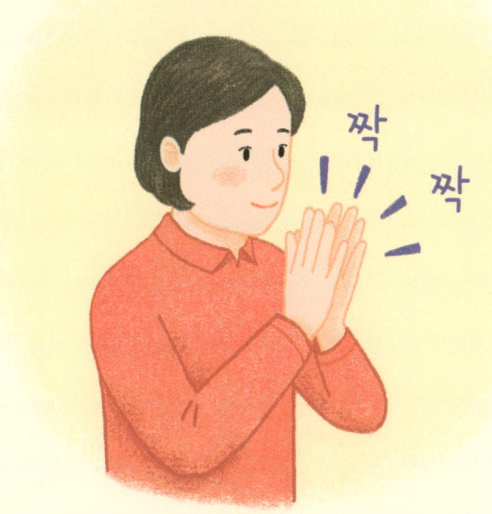

❸ 엄지 검지 하트

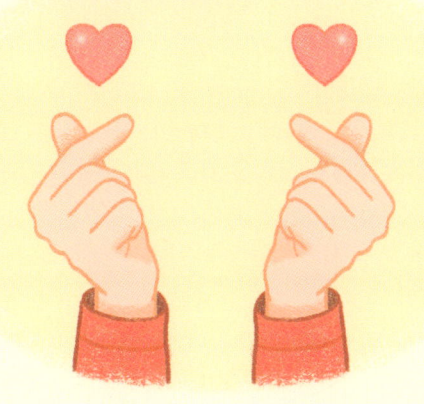

❹ 양손 하트

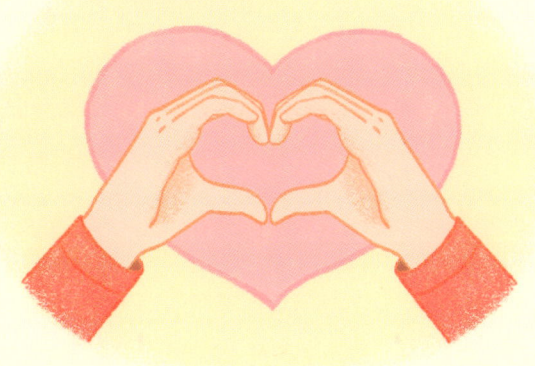

❺ 양팔 머리 위로 하트

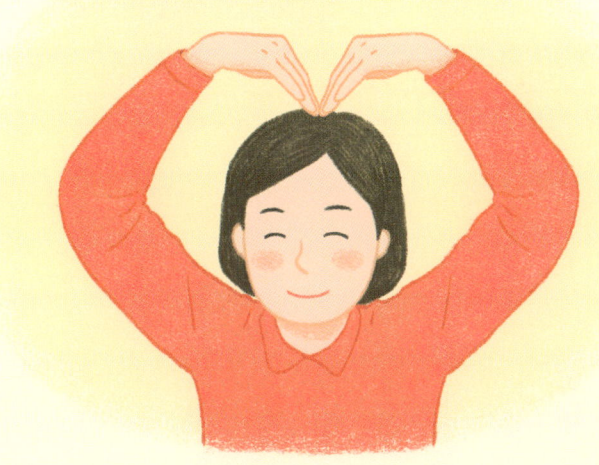

이렇게 해보세요!

1 손 율동이 익숙해지면 〈고향의 봄〉 노래에 맞춰 동작을 해보세요. 다른 노래에 동작을 맞춰도 좋아요.

*다음의 노래들에 동작을 맞춰보세요.

> 〈퐁당퐁당〉, 〈목장길 따라〉, 〈비둘기집〉, 〈사랑해〉, 〈연가〉

놀이할 때 이것만 주의해주세요!

1 처음에는 손 율동이 잘 맞지 않을 수도 있지만 연습하다 보면 리듬도 타고 잘할 수 있어요.

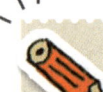

한 줄 평

○○동네 이 여사님
"다른 사람이 하는 걸 구경하는 것도 재미있었어요. 손동작이 맞지 않아도 서로 좋다고 여기저기서 웃음이 터져요."

컵 쌓기

차곡차곡 컵을 쌓아 높이 올려보세요.

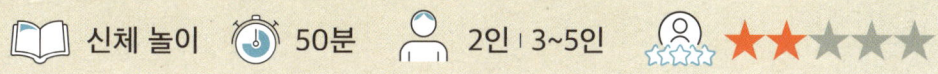

| 준비물 | 종이컵 30개, 주사위 |

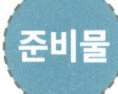

준비물: 종이컵 30개, 주사위

놀이 방법

1. 모두 동그랗게 둘러앉아요.
2. 먼저 한 사람당 종이컵 6개씩 가지고 3·2·1 기본 쌓기를 해요.(18쪽 참조)
3. 두 번째는 함께 의논해서 동그라미, 네모, 세모 모양으로 시작해서 한 단씩 높이 쌓아보세요.
4. 세 번째는 높게 쌓은 컵 가져오기를 해보세요. 가위바위보로 이긴 사람이 진 사람의 컵 1개를 가져와요.
5. 상대의 쌓은 컵을 다 가져오면 놀이가 끝나요.
6. 다 같이 박수로 마무리해요.

컵 쌓기 방법

기본 쌓기 3단: 3·2·1

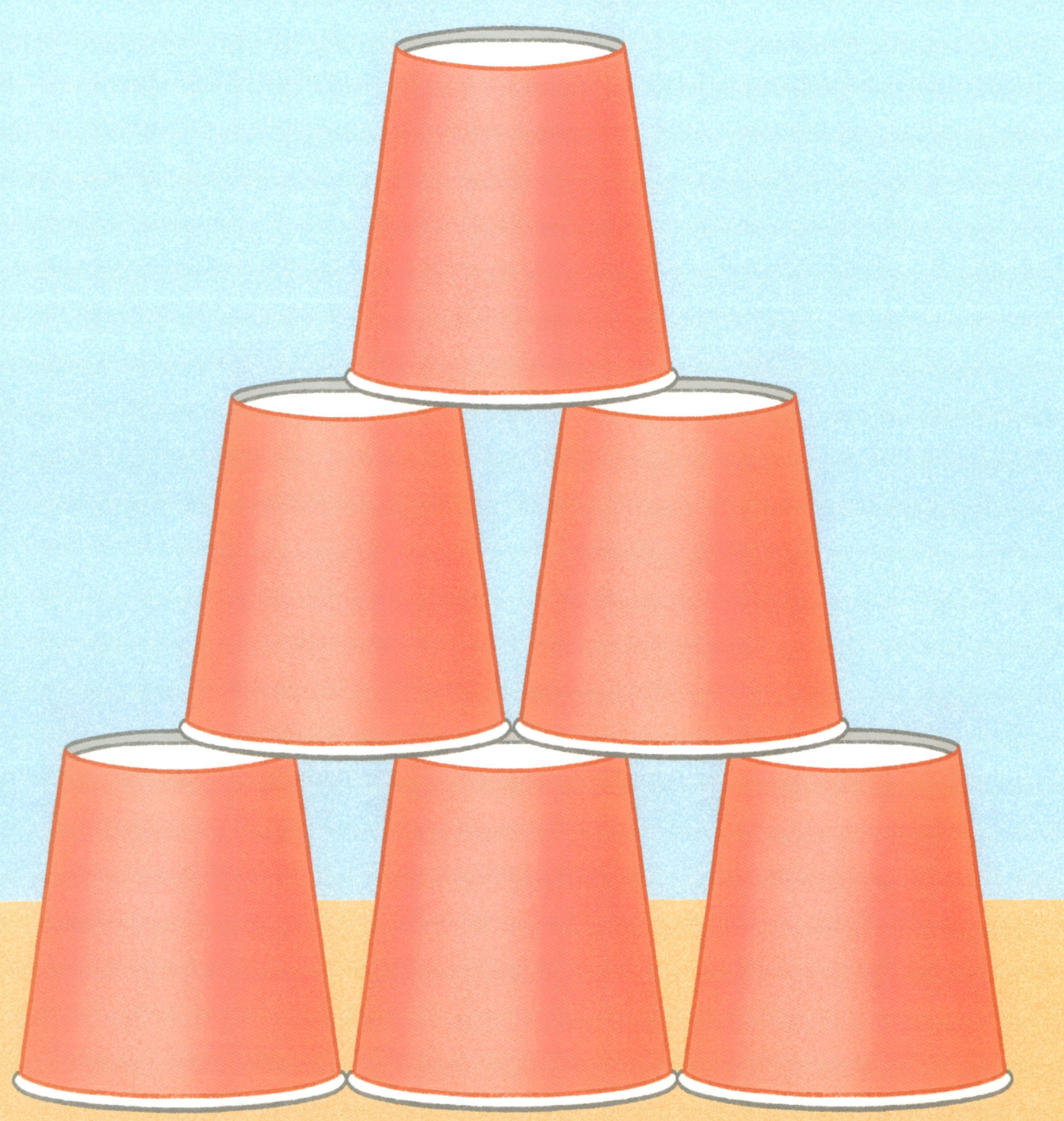

이렇게 해보세요!

① 컵 쌓기 놀이는 기본 쌓기와 높이 쌓기로 균형감과 집중력을 높일 수 있어요. 처음에는 기본 쌓기를 하고 익숙해지면 동그라미, 네모, 세모 컵 쌓기 등 다양한 모양으로도 해보세요.

② 주사위를 던져서 나온 숫자만큼 컵을 가지고 오거나 특정 숫자가 나왔을 때만 가져오는 방법도 있어요.

③ 주사위 던지는 순서는 의논해서 정해요.

놀이할 때 이것만 주의해주세요!

① 주사위를 던질 때는 손힘과 높이를 조절해서 던져보세요.

 **한 줄 평**

○○동네 양 여사님

"주사위를 던질 때 바닥에 떨어지는 느낌이 좋고 큰 수가 나오면 기분이 좋아요."

○○동네 정 여사님

"컵이 쓰러질까 봐 긴장이 되고 손이 떨리지만 한 단 한 단 높게 쌓기는 재미있어요."

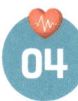

매일 5분, 치매예방 손 놀이

손 운동 박수를 따라 해보세요.

 신체 놀이　 50분　 2인 | 3~5인 | 6인　

준비물 없음

놀이 방법
1. 모두 동그랗게 둘러앉아요.
2. 그림을 보고 손 운동 박수를 따라 해보세요.

치매예방 손 놀이동작 (전체동작 2회씩 하기)

참고: 중앙치매센터

1 주먹박수 4회, 세로박수 4회

1. 양손은 주먹을 꼭 쥐어 4번 두드려줍니다.
2. 이어서 양손을 펴고 손바닥으로 4번 박수를 칩니다.

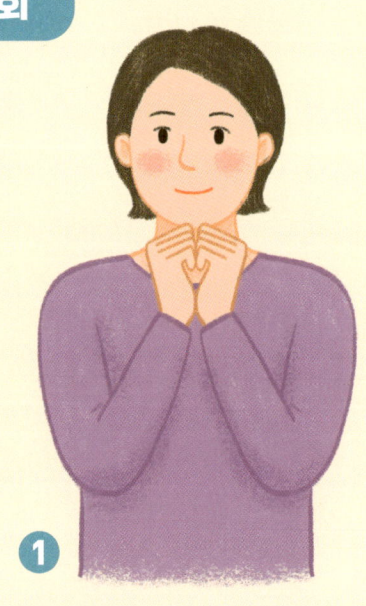 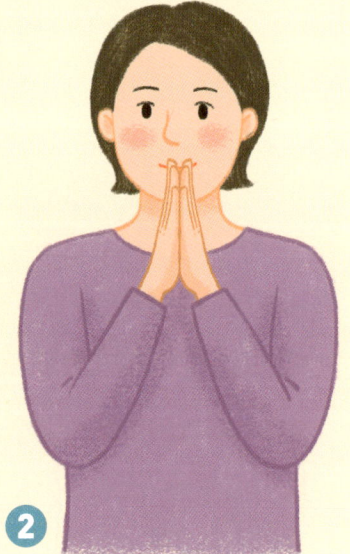

❶　❷

② 손끝박수 4회, 세로박수 4회

① 양손가락 끝만 맞대어 4번 두드려줍니다.

② 이어서 양손을 펴고 손바닥으로 4번 박수를 칩니다.

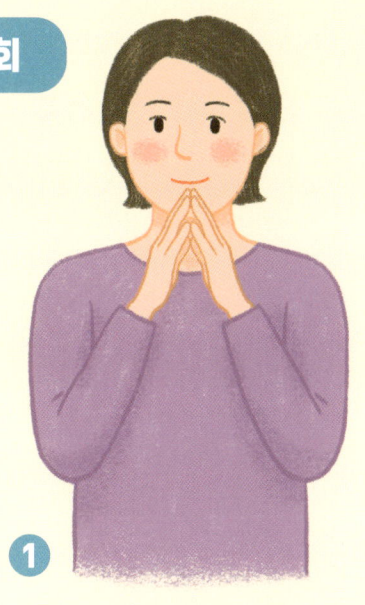 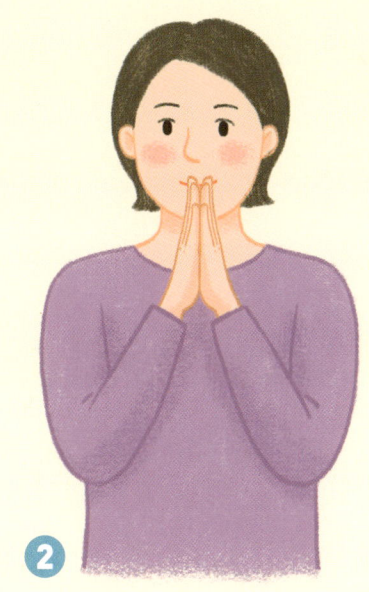

③ 손바닥박수 4회, 세로박수 4회

① 양손을 쭉 펴고 손바닥 가운데 부분으로만 4번 두드려줍니다.

② 이어서 양손을 펴고 손바닥으로 4번 박수를 칩니다.

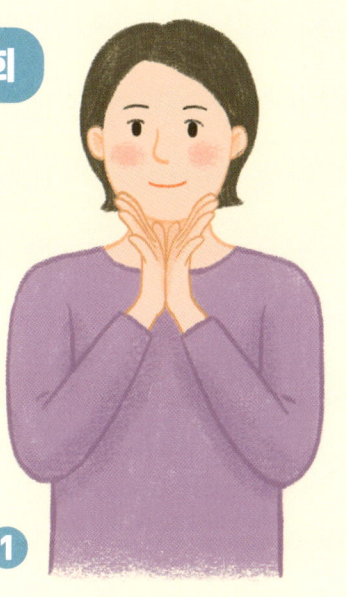 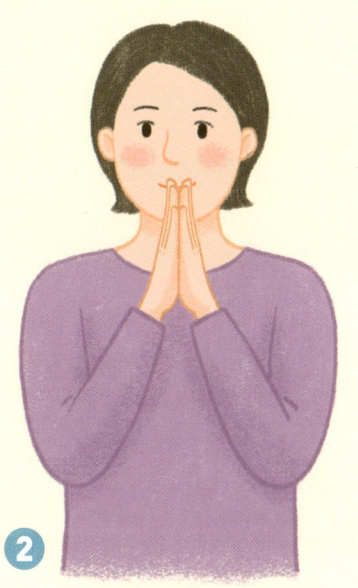

④ 손목박수 4회, 세로박수 4회

① 양손의 안쪽 손목만 맞대어 4번 두드려줍니다.

② 이어서 양손을 펴고 손바닥으로 4번 박수를 칩니다.

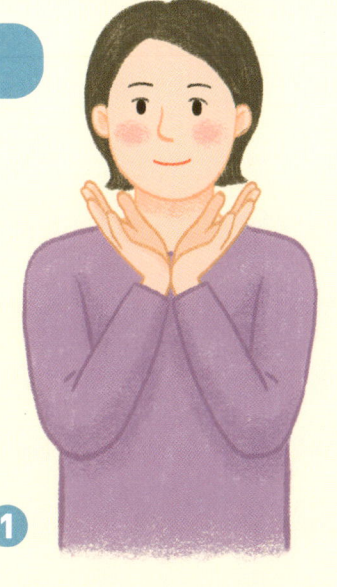 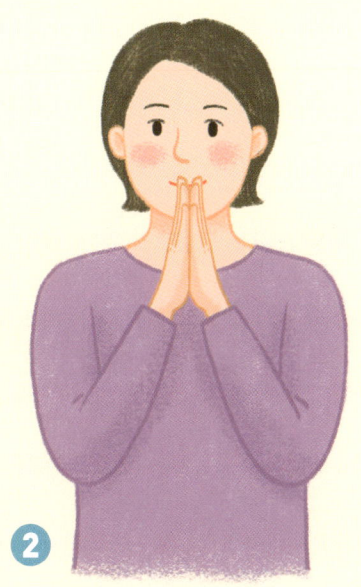

이렇게 해보세요!

① 하나, 둘, 셋, 넷 구령을 붙여 동작 연습을 해요.
② 동작이 익숙해지면 노래를 부르며 손 운동 박수를 쳐요.
③ 〈고향의 봄〉 또는 〈퐁당퐁당〉을 다 부르면 전체 동작을 2번 할 수 있어요.

❗ 놀이할 때 이것만 주의해주세요!

① 동작과 노래를 같이 해야 하므로 노래는 원 박자보다 느리게 불러요.
② 동작을 조금 다르게 한다고 해도 괜찮아요. 차근차근 따라 하다 보면 맞게 할 수 있어요.

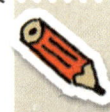 **한 줄 평**

○○동네 허 여사님
"손 운동 박수를 연습해서 친구들과 함께 해야겠어요. 준비물이 없고 동작도 쉽게 할 수 있어서 좋아요."

말하는 공

서로서로 칭찬을 하며 공을 주고받아요.

 신체 + 언어 놀이　 50분　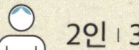 2인 | 3~5인 | 6인　 ★★★★★

준비물　공

놀이 방법

1. 모두 동그랗게 둘러앉아요.
2. 처음 시작하는 사람이 공을 들고 "안녕하세요." 하며 공을 다른 사람에게 굴려 보내요.
3. 공을 받은 사람도 "안녕하세요." 하며 다른 사람에게 공을 굴려 보내요.
4. 공을 굴려 보내며 모든 사람의 인사가 끝나면, 이번에는 공을 가진 사람이 다른 사람을 칭찬하면서 공을 굴려 보내요.
5. 칭찬받은 사람도 공을 들고 다른 사람을 칭찬하면서 공을 굴려 보내요.
6. 칭찬이 모두 끝나면 서로서로 칭찬 박수를 쳐요.

"칭찬 인사를 해보세요!"

○○님,

깻잎반찬 너무 맛있어요.

코바늘뜨기 예술이에요.

색종이 접기를 잘해요.

겉절이 참 맛있어요.

늘 마을회관 청소를 해주어 고마워요.

빨래를 잘 개켜요.

집 안 청소를 잘해요.

가족들을 잘 챙겨요.

바지락을 잘 까요.

짠지를 맛있게 담가요.

바느질을 잘해요.

된장, 고추장을 맛있게 담가요.

이렇게 해보세요!

① 처음부터 칭찬하면 어색할 수 있으니 인사말부터 시작하는 것이 좋아요.

② 공을 굴릴 때에도 보내려는 사람이 아닌 다른 사람에게 공을 보내보세요. 공을 받은 사람은 다른 사람을 칭찬하며 공을 굴려 보내는 것을 잊지 마세요.

③ 만약 할 말이 떠오르지 않는다면 "공 굴러가요!"라고 말하며 공을 다른 사람에게 보내세요.

! 놀이할 때 이것만 주의해주세요!

① 공을 다른 사람에게 굴릴 때는 특정한 사람에게만 가지 않도록 주의해주세요.

② 공을 굴릴 때는 손의 힘을 조절해서 부드럽게 굴리세요.

③ 공이 언제 나에게로 올지 모르니 놀이에 집중하고 말할 준비를 하세요.

한 줄 평

○○동네 엄 여사님

"말 한마디가 뭐라고 내가 할 순서가 되면 긴장이 되는데, 하다 보면 시간 가는 줄 모를 정도로 재미있어요!"

"칭찬받으니 기분이 좋아요."

반려식물 키우기

봉선화씨를 심고 꼬물꼬물 싹을 틔워요.

신체 + 정서 놀이 | 50분 | 2인 | 3~5인 | 6인 | ★★☆☆☆

봉선화

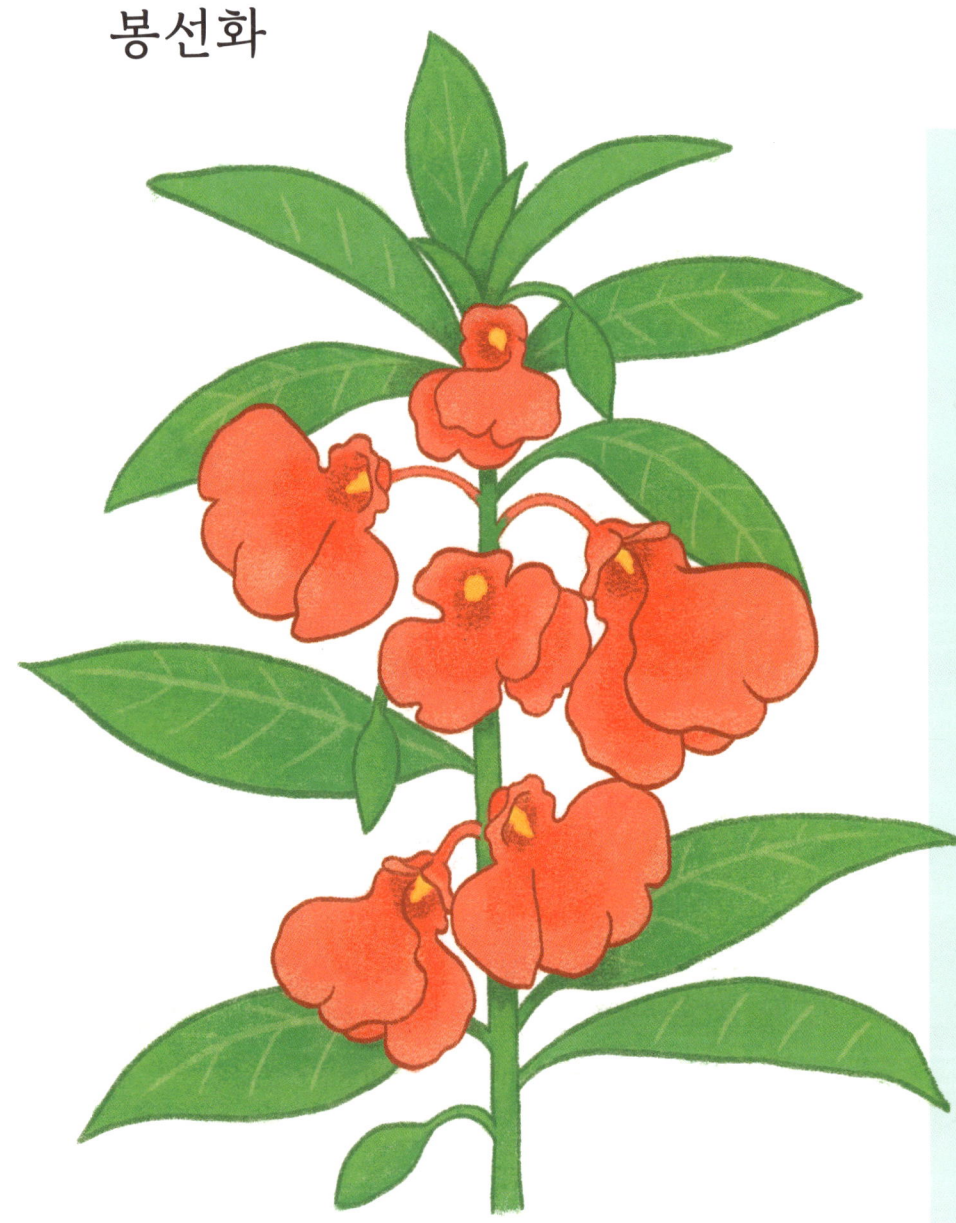

씨 뿌리는 시기

4월, 5월, 6월이며, 6월에 뿌린 봉선화는 10월 서리 올 때까지 꽃이 핍니다. 봄에 일찍 씨를 뿌리면 한여름(7~8월)에 핀 꽃에서 씨앗을 맺고, 떨어진 씨앗이 발아해서 가을에 서리 올 때까지 꽃을 피웁니다. 봉선화는 일년생 식물이에요.

꽃 색

빨간색, 분홍색, 보라색, 흰색으로 홑꽃과 겹꽃이 있어요.

 **준비물** 봉선화씨, 굵은 마사토, 배양토, 화분, 깔망(흙받이), 신문지, 꽃삽

 **놀이 방법**

① 바닥에 신문지를 깔고 준비물을 펼쳐 놓아요.

② 화분 안의 물 빠짐 구멍을 깔망으로 덮고, 굵은 마사토를 검지 두 마디 정도 깊이로 채워 넣어요. 나머지 공간은 배양토로 채우는데 화분 윗부분에서 검지 한마디 정도만 남기고 채우세요.

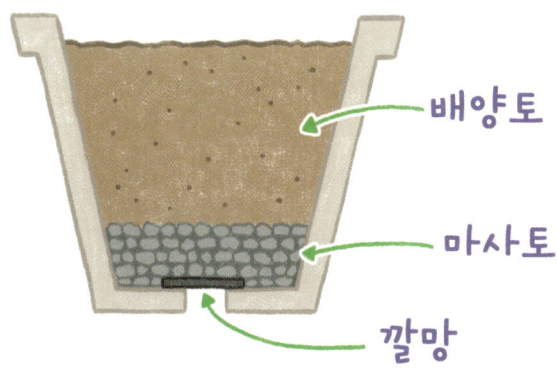

③ ②의 화분의 흙 위를 손가락으로 살짝 눌러 1~2cm 깊이로 구멍을 만들어요. 구멍 3개를 만들어주고 구멍에 봉선화씨를 하나씩 넣어 주세요.

④ 흙으로 살짝 덮어주세요.

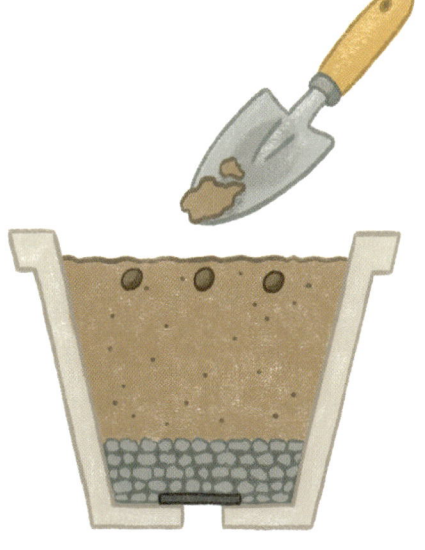

❺ ④에 물을 흠뻑 주고 햇볕이 잘 들고 바람이 통하는 곳에 두세요.

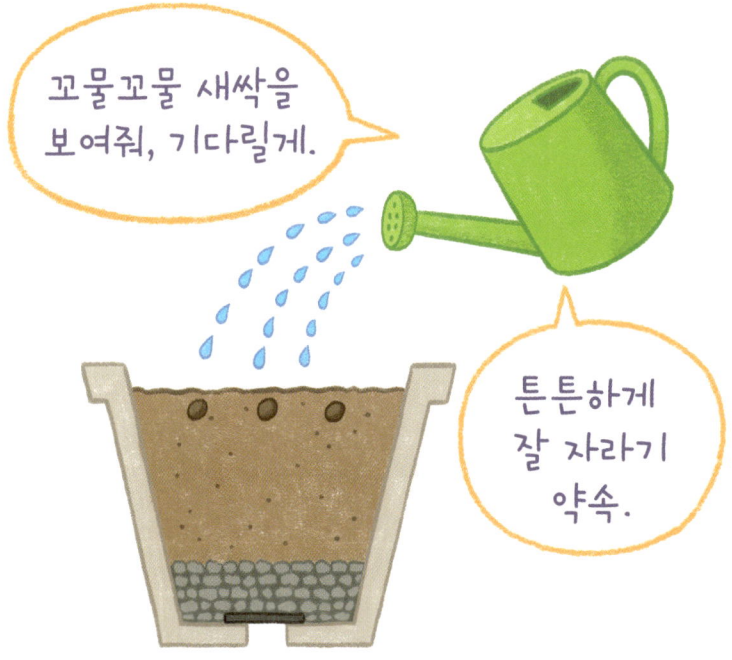

❻ 2주 후면 싹이 트기 시작할 거예요. 쌍떡잎이 먼저 나오고 양쪽 떡잎 사이로 본잎이 나와요.

❼ 물은 2~3일에 한 번만 주세요.

❽ 매일매일 변화를 살펴보고 봉선화를 칭찬해주세요.

예시 "안녕! 어제보다 잎이 더 반짝반짝하네.",
"우와 너 참 대단하다. 꼬물꼬물 쏘옥 반가워."

❾ 꽃씨를 뿌리고 100일쯤 되면 꽃이 피어날 거예요.

❿ 꽃잎과 잎을 따서 봉선화 꽃물을 들여보세요. 손톱에 봉선화 꽃물이 첫눈 올 때까지 빠지지 않으면 첫사랑이 이루어진다는 말이 있어요.

⓫ 꽃이 피고 나면 타원형의 열매가 익어요. 열매가 터지면 황갈색 씨가 튀어나올 거예요. 씨를 받아 종이봉투에 담고 꽃 이름과 색깔을 적어두었다가 내년 봄에 다시 심어보세요.

⓬ 봉선화가 자라는 모습을 예쁘게 사진으로 찍어 친구에게 보여주고, 꽃 이야기도 나눠보세요.

키우기 쉬운 반려식물을 알아봐요!

이름	물주기	햇빛	식물 이야기
개운죽	수경재배: 1주일에 한 번 물을 갈아주세요. 생수가 좋고, 수돗물은 받아서 하루 지난 물을 넣어주세요.	직사광선은 피하세요. 간접 광이 있는 거실 등 어디서나 잘 자라요.	잎보기 식물로 흙에서도 기를 수 있어요. 푸른 잎을 보면 마음이 상쾌해져요.
염좌	다육식물이라 물을 많이 주면 뿌리가 썩어요. 주기를 정해 놓고 물을 주는 것보다 잎이 쪼글쪼글해질 때 물을 주세요. 잎이 탱탱해져요.	반양지식물이라 창가 내측 통풍이 잘되는 곳에 두면 좋아요. 추위에는 약하니 10월이 되면 실내에 들여놓으세요.	건조에 강하고 과한 물기는 싫어해요. 모르고 살짝 건드리면 잎 한두 개가 떨어지곤 하는데, 그대로 두면 어느 틈에 뿌리를 내리고 예쁜 싹이 자라나요.
장미허브	겉흙이 말랐을 때 물을 흠뻑주세요. 약간 건조하게 키우는 게 좋아요.	햇빛을 좋아하는 식물이라 창가의 통풍 잘되는 곳에 두고, 추위에는 약하니 10월이 되면 실내에 들여놓으세요.	장미허브는 번식력이 좋아 무성하게 잘 자라요. 스치거나 만지면 향기가 나고 잎 모양이 귀엽게 생겼어요.
무늬접란	겉흙이 말랐을 때 흠뻑 물을 주세요.	반양지식물로 창가 내측 통풍이 잘되는 곳에 두고 키워요. 추위에 약하니 10월이면 실내에 들여놓으세요. 실내에서도 잘 자라요.	길게 늘어진 줄기 끝에 매달린 접란 자구를 톡 떼어 물 컵에 넣어두면 3일이면 뿌리가 자라나요. 수경으로도 키울 수 있어 번식하기도 쉬워요.
호야	봄, 여름, 가을에는 겉흙이 말랐을 때, 겨울에는 흙이 대부분 말랐을 때 물을 흠뻑주세요.	반양지식물로 창가 내측 통풍이 잘되는 곳에 두고 키워요. 추위에 약하니 10월이면 실내에 들여놓으세요. 실내에서도 잘 자라요.	봄에 작은 별들이 동그랗게 모여 있는 것처럼 백색, 연한 분홍색 꽃이 펴요. 처음 꽃을 보면 예뻐서 깜짝 놀랄 거예요.

이렇게 해보세요!

❶ 반려식물에게 맞는 장소와 햇빛, 통풍, 물주기를 하면서 정다운 교감을 해보세요. 식물도 고맙다고 반짝반짝 나에게 화답을 해준답니다.

❷ 식물이 잘 자라는지 살펴보고, 마른 잎은 떼어주세요. 식물을 좋아하고 가만히 바라보는 것도 교감이에요.

❸ 식물에게 다정한 말을 건네보세요.

❹ 솔솔바람과 햇빛을 좋아하는 식물에게 매일 예쁘다고 칭찬해주면 튼튼하게 잘 자라 예쁜 꽃을 피우지요. 꽃을 보면 마음도 밝아져요.

놀이할 때 이것만 주의해주세요!

❶ 봉선화 씨앗 심기는 한 구멍에 하나씩만 넣으세요. 여러 개를 넣으면 뿌리와 새싹이 서로 꼬여 잘 클 수가 없어요.

❷ 물은 2~3일에 1회 정도 주세요. 물 빠짐도 중요하니 꼭 살펴보세요.

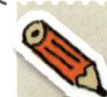 **한 줄 평**

○○동네 박 여사님

"어릴 적 여름이면 손톱과 발톱에 봉선화 물을 들였는데 첫눈이 오기 전에 물이 빠졌어요. 맑은 날에 꽃잎은 많이, 잎은 조금 따서 시들시들 말렸다가 저녁을 먹고 주발에 봉선화랑 싱아랑 백반 넣고 빻아서 손톱에 올렸어요. 아주까리 잎사귀로 싸매고 이불 꿰매는 실로 묶었는데, 자다 보면 손이 욱신욱신 쑤셔서 잠결에 몇 개는 빼버렸지요. 아침에 보면 여기저기 봉선화를 싼 아주까리 잎사귀 손가락 골무가 요와 방바닥에 널려 있었어요. 어릴 적 얘기를 하다 보니 수다쟁이가 되었네요."

스마트 폰 사진 보내기

스마트 폰을 활용해 사진을 찍고 가족들에게 보내세요.

 신체 + 정서 놀이   50분   2인 | 3~5인 | 6인

준비물   스마트 폰

놀이 방법

① 함께 사진을 찍을 사람과 나란히 앉아요.

② 사진 찍기: 스마트 폰 바탕화면에 '카메라' 아이콘을 누르세요.
*아이콘(icon): 컴퓨터에 내리는 명령을 문자나 그림으로 나타낸 것을 말해요.

③ 사진 찍을 대상(사람, 물건, 풍경)을 스마트 폰 화면에 맞추세요.

④ 스마트 폰 아래쪽 가운데에 있는 동그라미 모양의 아이콘을 누르면, 찰칵 소리가 나고 사진이 찍혀요.

⑤ 찍은 사진을 가족, 친구들에게 보내세요.

가족에게 사진 보내기

① 스마트 폰 바탕화면에 옆의 그림처럼 'TALK'이라고 되어 있는 카카오톡 아이콘을 누르세요.

② 스마트 폰 아래쪽 사람 모양 아이콘을 누르면 친구들 이름이 가나다순으로 나오는데, 보낼 사람 이름을 찾아 누르세요.

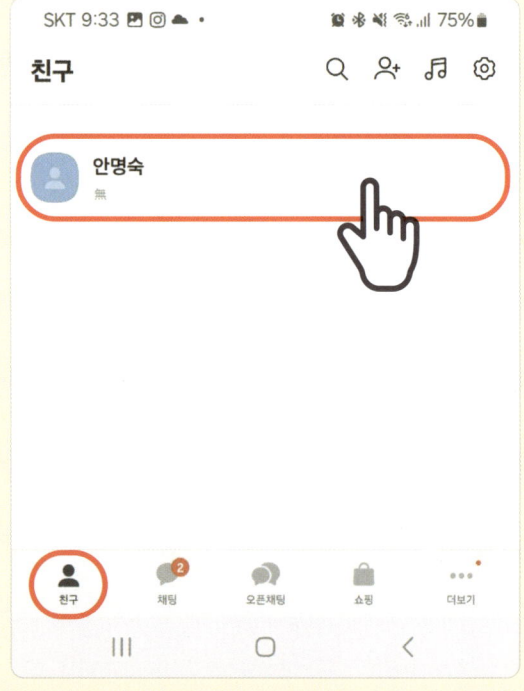

③ 프로필 화면에서 아래쪽 '말풍선 1:1 채팅' 아이콘을 누르세요. 그러면 채팅창이 나와요.

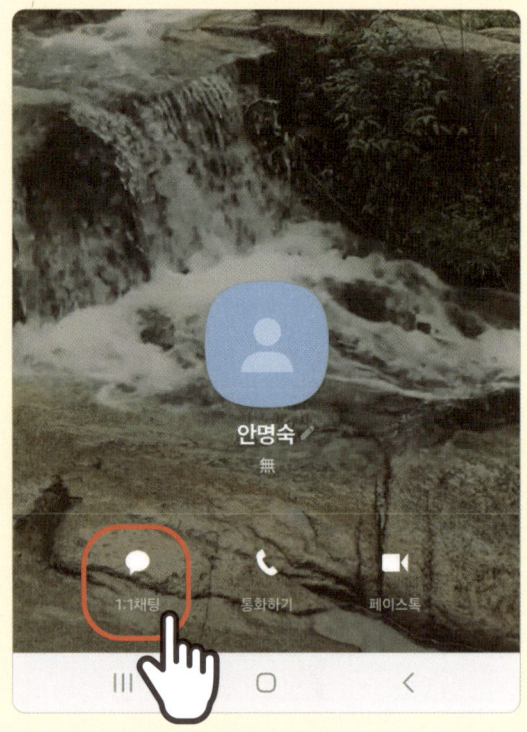

❹ 왼쪽 아래에 있는 ╋아이콘을 누르고, 앨범 아이콘을 누르세요. 보낼 사진을 선택해요. 그리고 대화창 오른쪽에 ▶ 모양 아이콘(또는 전송)을 누르면 사진이 보내져요.

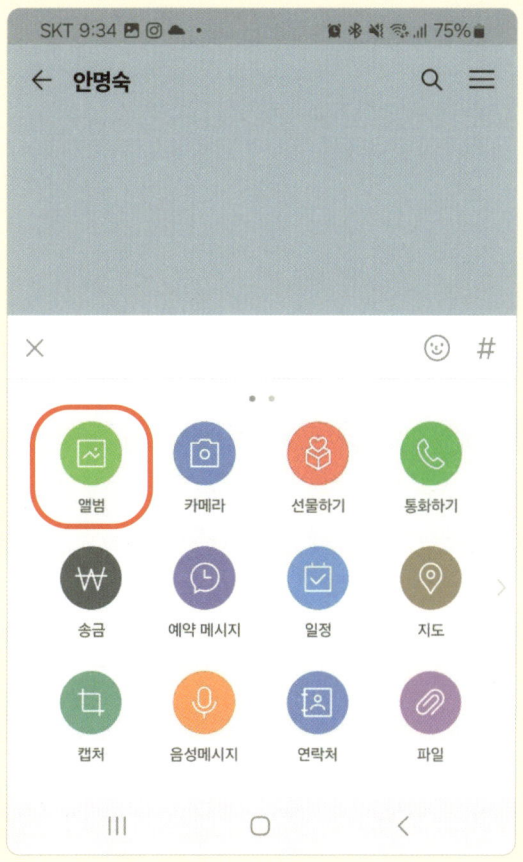 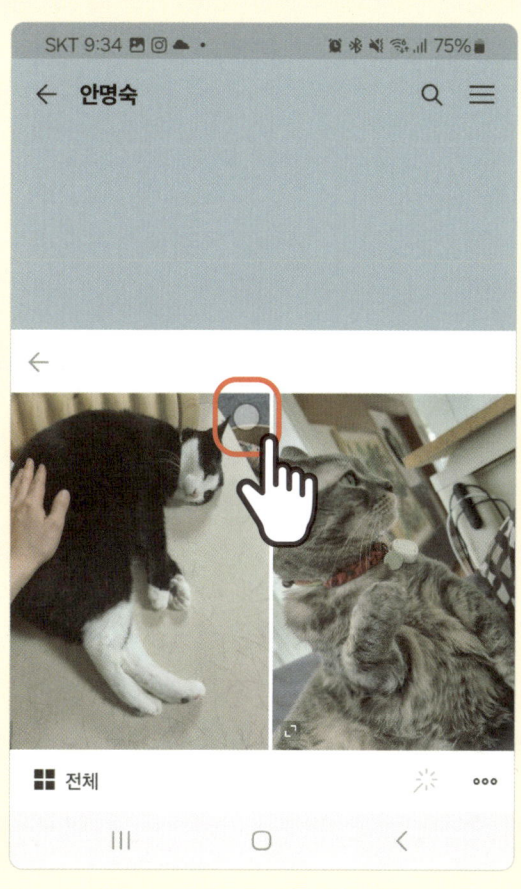

❺ 이때 사진 이야기나 안부 인사를 함께 보내주세요.

❻ 스마트 폰 종류에 따라 방법이 다를 수가 있어요. 잘 모를 때는 가족이나 친구들에게 물어보세요.

이렇게 해보세요!

① 반려식물, 야생화, 멋진 경치를 찍어서 가족에게 보내는 연습을 여러 번 해보세요.

② 스마트 폰 사용에 어려움이 있다면 용기 내서 물어보세요. 설명을 듣고 직접 해봐야 나중에도 기억할 수 있어요. 처음에는 시간이 걸릴 수 있지만, 반복해서 하다 보면 잘할 수 있을 거예요.

③ 사진 찍기에 동영상, 스티커 꾸미기, 콜라주(사진틀) 만들기 등 많은 기능을 배워서 즐거운 사진 찍기를 해보세요.

④ 공원을 걷거나 산책하면서 만나는 꽃들에게 인사하고 사진도 찍어보세요.

놀이할 때 이것만 주의해주세요!

① 풍경이나 물건을 찍으려는데 자꾸만 내 얼굴이 보여 당황하고, 다른 사람이 사진을 찍어 달라고 하면 긴장돼서 아예 못 찍는 경우도 있어요. 이럴 때는 촬영화면 아랫쪽의 오른쪽 아이콘 을 누르세요. 찍을 대상이 화면에 보여요. 다시 이 아이콘을 누르면 내 얼굴이 보여요.

 한 줄 평

○○동네 오 여사님

"전에는 문자를 받아도 답장하는 법을 몰라서 보내지 못했어요. 간신히 배워서야 문자를 보냈었는데, 이제는 스마트 폰으로 사진을 찍어 가족과 친구에게 보내줄 수 있다니 신기하고 재미있어요."

노래하기 공

데굴데굴 공을 굴리며 노래를 불러보세요.

신체 + 정서 놀이 | 50분 | 2인 | 3~5인 | 6인 | ★★★★★

준비물 공

놀이 방법

1. 모두 동그랗게 둘러앉아요.
2. 첫 번째 사람이 바닥에서 공을 잡고 〈퐁당퐁당〉의 노래 한 소절을 부르고 다른 사람에게 공을 굴려 보내요.
   *정해진 순서는 없어요.
3. 공을 받은 사람은 바닥에서 공을 잡고 〈퐁당퐁당〉의 다음 소절의 노래를 이어서 부르고 다른 사람에게 공을 굴려 보내요.
4. 〈퐁당퐁당〉 노래 한 소절 부르기가 끝나면 공을 굴리고 받고 반복하며 함께 노래 부르기를 해요.

노래하기 공 놀이

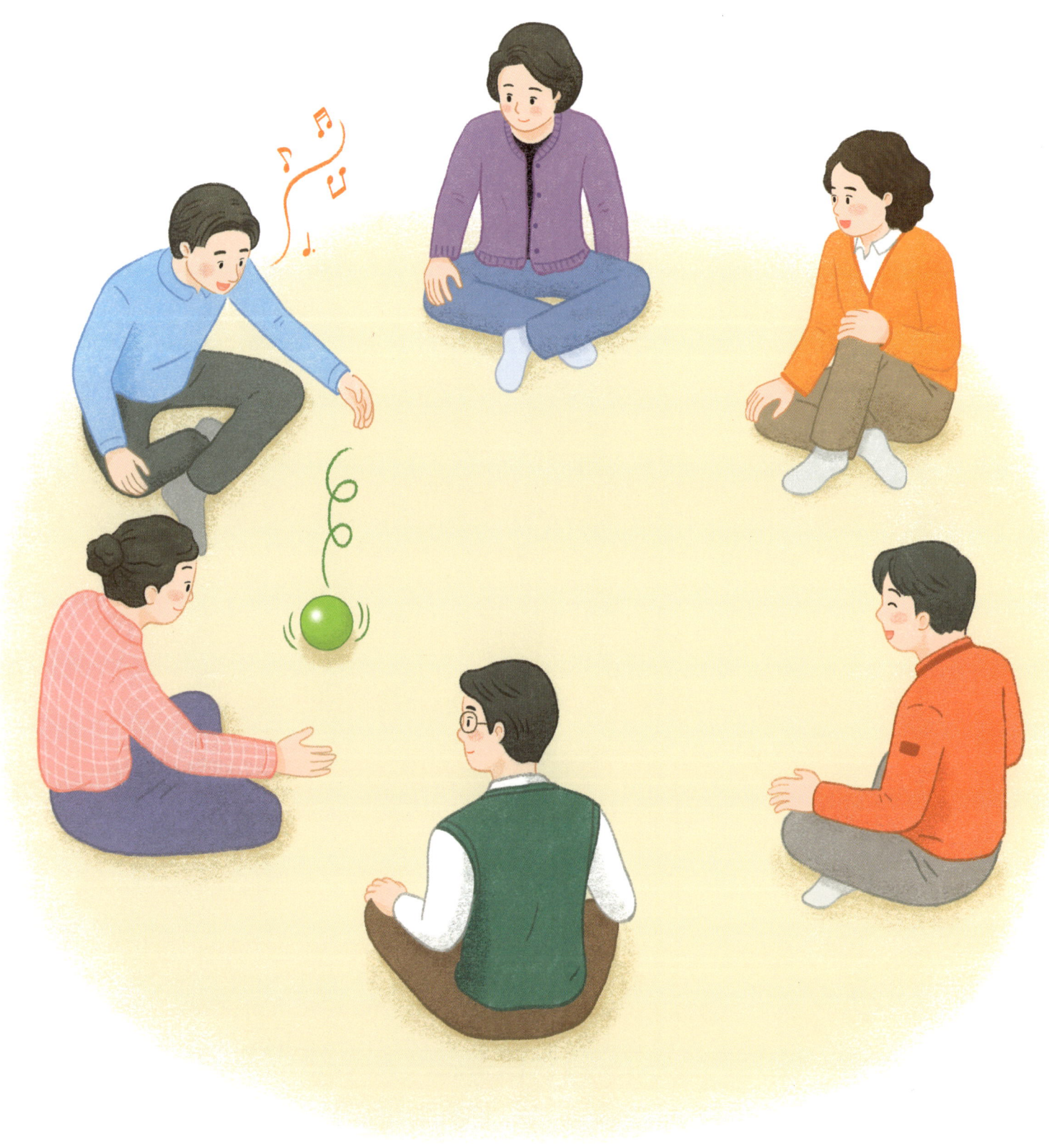

이렇게 해보세요!

① 노래가 생각나지 않으면 옆 사람에게 "같이 불러요!" 하고 말하세요.

② 〈고향의 봄〉, 〈과수원 길〉 노래로도 이 놀이를 할 수 있어요.

! 놀이할 때 이것만 주의해주세요!

① 모두 함께 부를 수 있는 노래를 정해요.

② 공을 굴릴 때는 특정한 사람에게만 가지 않아야 해요. 골고루 공이 갈 수 있게 해주세요.

③ 공을 굴릴 때는 손의 힘을 조절해서 부드럽게 굴리세요.

④ 언제 공이 나에게로 올지 모르니 놀이에 집중하고 노래할 준비를 하세요. 노래를 속으로 따라 하면 공이 왔을 때 이어서 노래하는 게 수월해요.

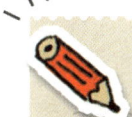 **한 줄 평**

○○동네 송 여사님

"공은 데굴데굴 잘도 굴러다녀요. 공 받고 노래하고 공을 굴리니 바쁘기도 하지만 공이 나에게는 언제 올지 기다릴 때 기분 좋은 긴장감을 느낄 수 있어요. 그리고 함께 노래 부르는 것도 참 즐거워요!"

칠교 놀이

일곱 개의 조각, 칠교를 이용하여 여러 가지 형태를 만들어보세요.

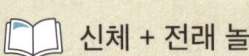  2인 | 3~5인 | 6인

 칠교 조각, 칠교도(七巧圖)(75쪽)

칠교

칠교는 일곱 개의 교묘한 조각으로 큰 삼각형 2개, 중간 삼각형 1개. 작은 삼각형 2개, 정사각형 1개, 평행사변형 1개로 구성되어 있어요.

칠교 놀이

칠교 놀이는 일곱 조각의 여러 가지 형태를 그려 놓은 칠교도를 가지고 해요. 칠교도로는 사람, 식물, 동물, 물건, 숫자, 글자 등 여러 가지 형태를 만들 수 있어요. 칠교 조각을 활용하여 옆 페이지의 칠교도안을 보고 다양한 모양을 만들어보세요.

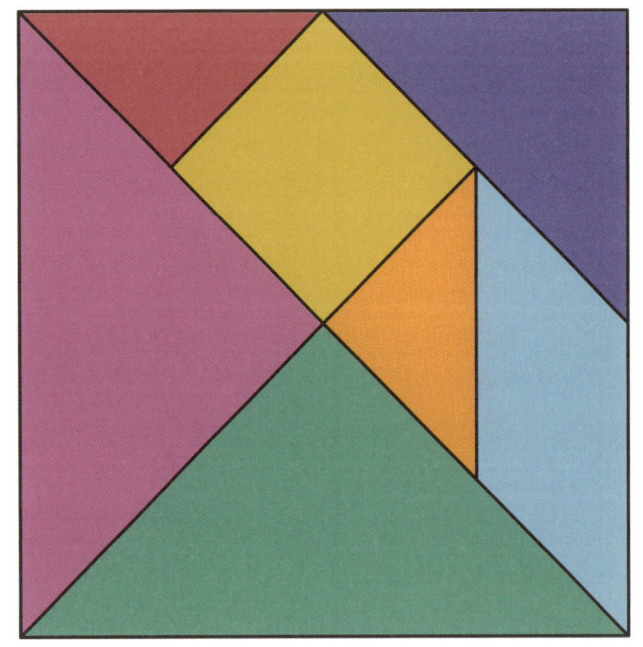

칠교도안

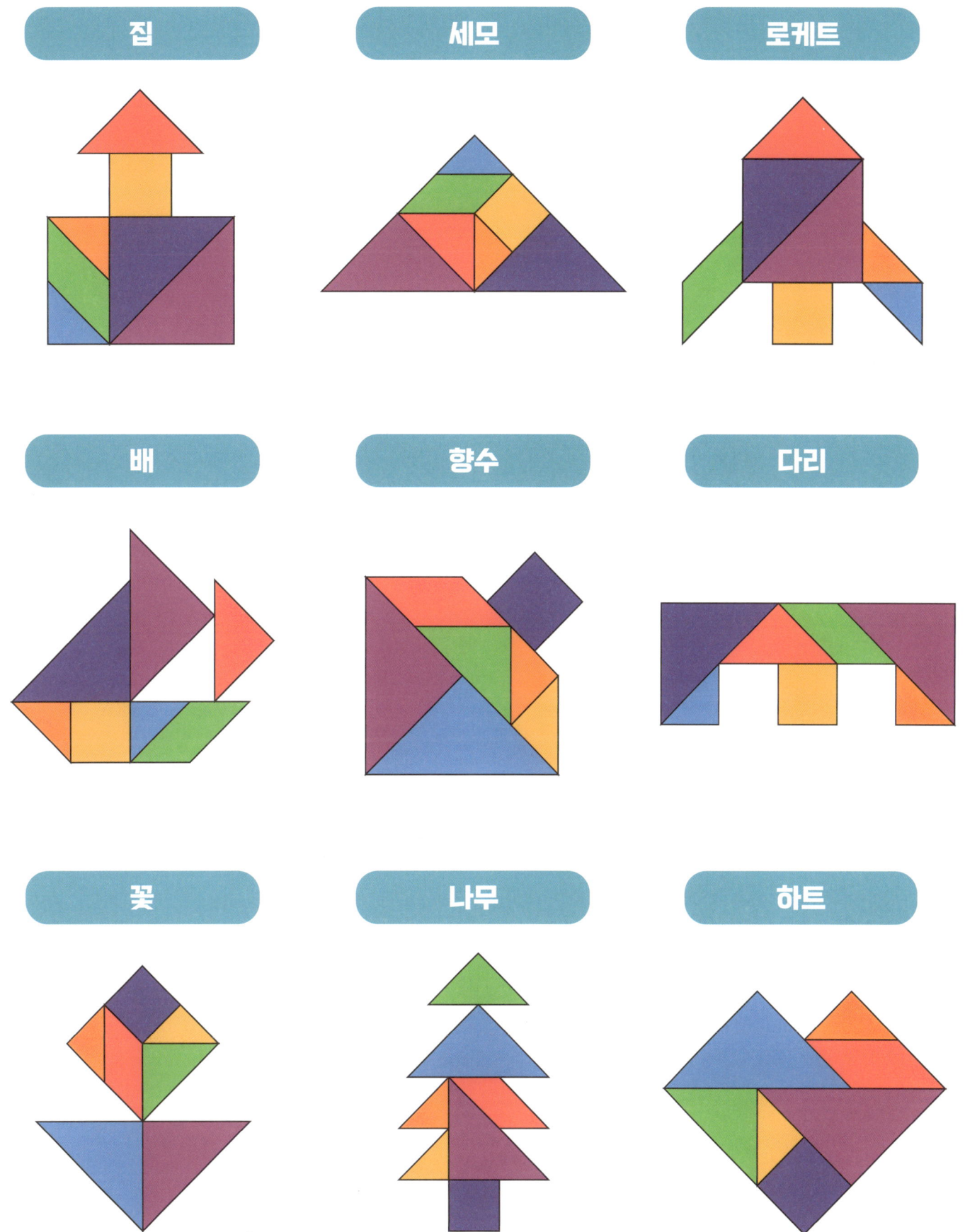

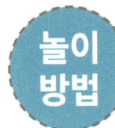 **놀이 방법**

① 아홉 가지 형태의 칠교도안을 보면서 연습을 해보세요.

② 칠교도안으로 만들기가 끝나면 도안에 없는 새로운 형태를 만들어보세요.

③ 돌아가며 창의적으로 만든 형태에 대해 이름을 소개하고, 모두 칭찬 박수로 응원해요.

 이렇게 해보세요!

① 형태가 잘 안 나오면 옆 사람과 의논해서 만들어도 괜찮아요.

② 서로 마음을 담아 칭찬해주세요.

> **예시** "아유 잘 만들었어요! 로케트가 발사될 것 같아요."
> "꽃에서 향기가 날 것 같아요."

놀이할 때 이것만 주의해주세요!

① 처음부터 익숙해질 때까지는 칠교도안을 보면서 만드세요.

 한 줄 평

○○동네 조 여사님
"칠교도 7개로 참 여러 가지를 만들었어요. 칠교도안을 보면서 만드니 어렵지 않아요!"

실뜨기 놀이

여기에 걸어서 요쪽으로 빼세요.

 신체 + 전래 놀이　 50분　 2인 | 3~5인 | 6인　 ★★★★★

준비물　실(굵은 실)

놀이 방법

① 실뜨기는 실을 손가락에 걸고, 뜨고, 돌리고, 올리고, 빼고, 벌리는 등 여러 동작으로 모양을 만드는 놀이예요.

② 두 사람씩 마주 보고 앉아요.

③ 둘이 함께하는 실뜨기 놀이를 해보세요.

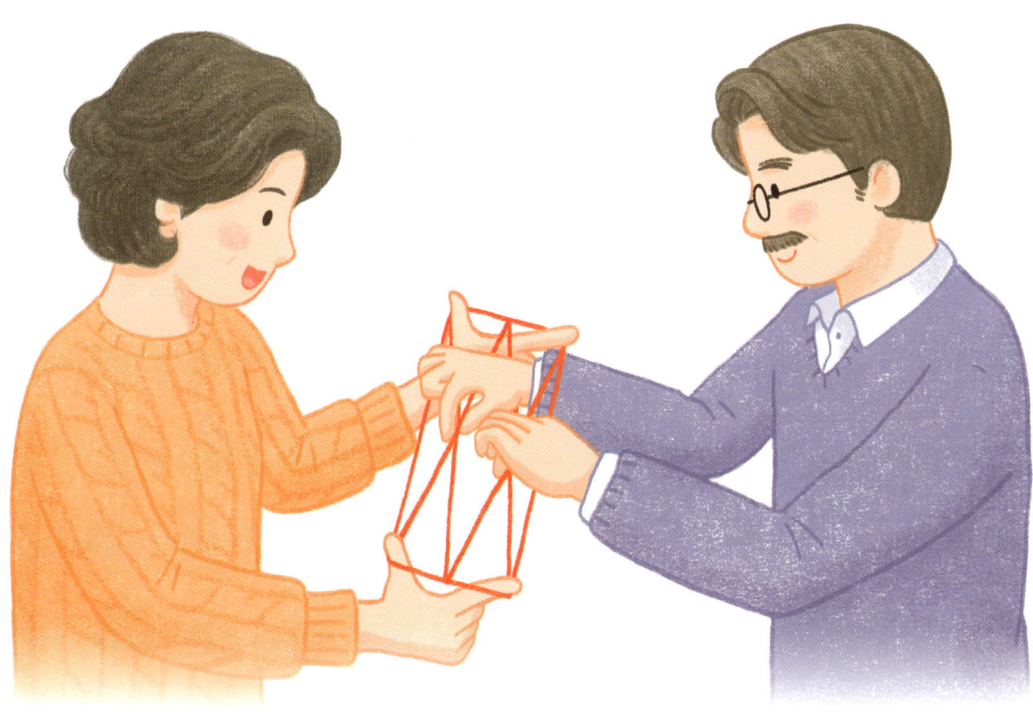

실뜨기 놀이

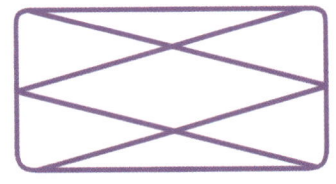 **먼저 하는 사람이** 실타래에 엄지를 뺀 네 손가락을 양쪽에 걸고, 오른손 네 손가락을 타래 안에 넣어 당겨 감아요. 왼손 네 손가락을 타래 안에 넣어 당겨 감아요. 오른손 가운뎃손가락으로 왼손바닥에 실을 걸어서 당기고, 왼손 가운뎃손가락으로 오른손바닥에 실을 걸어 당겨 주세요. 여기까지 하면 실뜨기의 기본 모양인 날틀이 완성돼요.

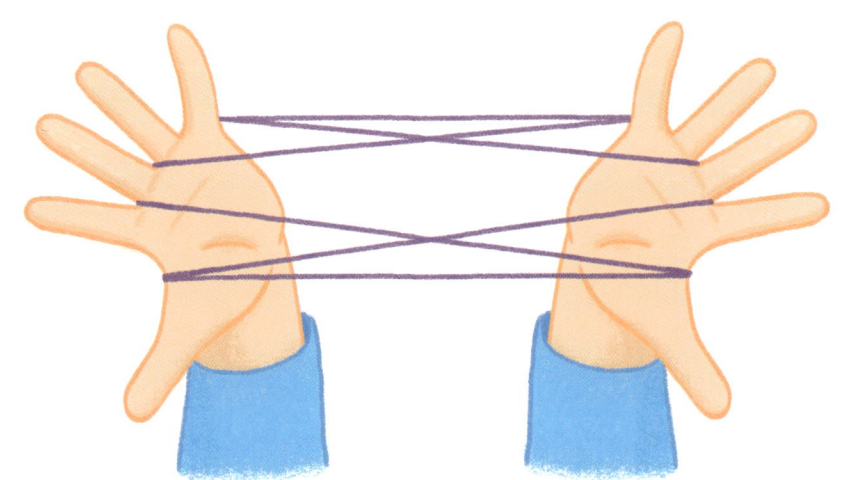

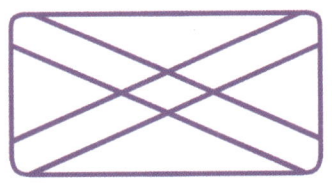 **뒤에 하는 사람이 날틀 모양에서** 양손 엄지와 검지를 이용해 실의 X 모양을 위에서 집고 안쪽 마름모꼴 모양 안으로 통과시키며 올려 떠요. 그림처럼 쟁반 모양이 돼요.

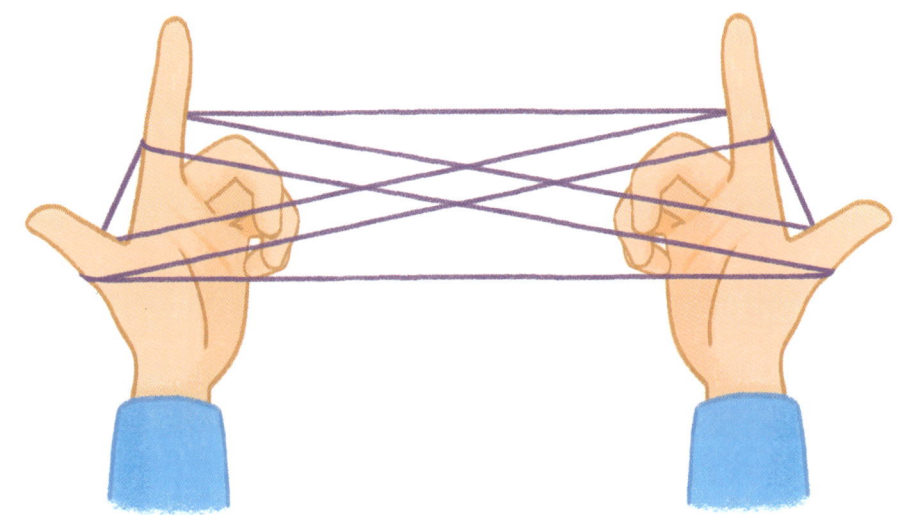

❸ 젓가락

이제 먼저 했던 사람 차례에요. 양손 엄지와 검지로 X 모양이 되게 실을 집고 줄 바깥쪽으로 실을 당겼다가 줄 안으로 올려 뜨면 젓가락 모양이 돼요.

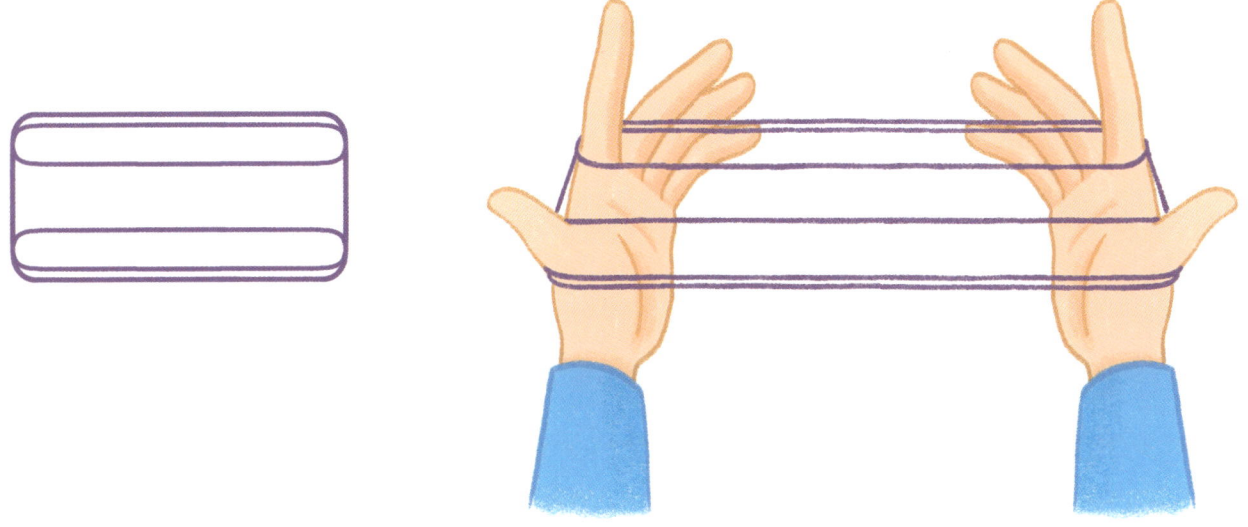

❹ 베틀

뒤에 하는 사람은 이제 양손 새끼손가락으로 가운데 두 줄을 걸어 서로 반대쪽으로 당기고, 엄지와 검지로 바깥 줄을 걸어 아래로부터 가운데로 올려 뜨세요. 그러면 날틀의 방향이 바뀐 베틀이 돼요.(날틀: X 모양 위 /베틀: X 모양 아래)

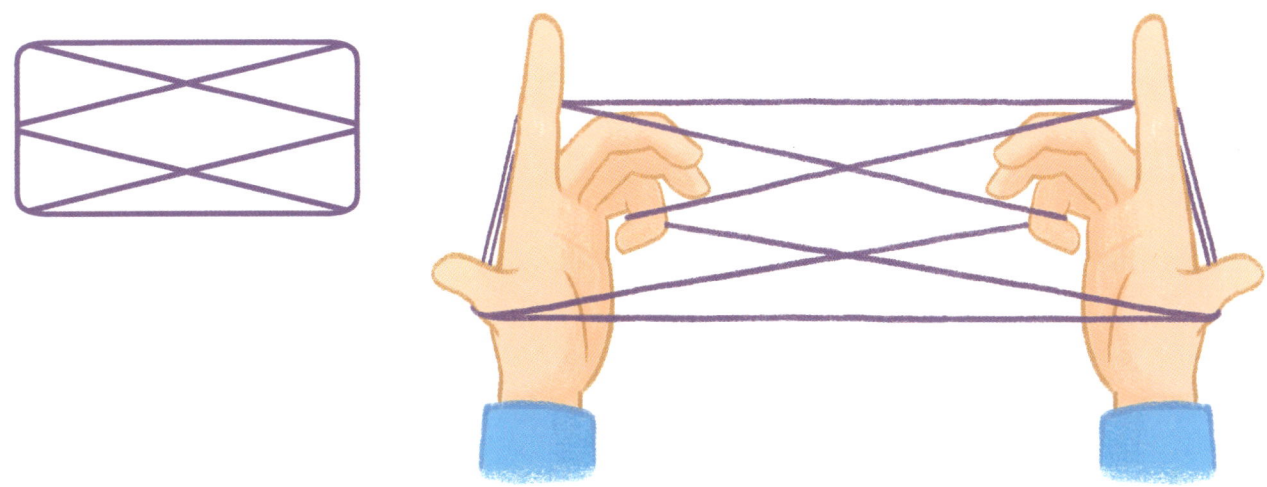

이렇게 해보세요!

❶ 상대방이 실을 뜰 때는 줄을 팽팽하게 당겨주고, 손가락과 손목을 부드럽게 움직여 모양이 흐트러지지 않게 협력해주세요.

놀이할 때 이것만 주의해주세요!

❶ 승부를 가르는 놀이가 아니에요. 어디를 집고, 돌리고, 빼 보라고 알려줘도 좋아요. 이때 손은 최소한만 움직이고 말로 해주세요. 그러면 계속해서 왔다 갔다 재미있게 놀이를 할 수 있어요.

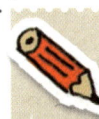 **한 줄 평**

○○동네 김 여사님
"어렸을 때 엄마 반짇고리에서 이불 꿰매는 굵은 실로 친구들하고 실뜨기를 많이 했지요. 오랜만에 했는데도 손이 기억을 하네요."

아카시아 잎

아카시아 꽃이 활짝 폈네 ♪ 아카시아 잎 놀이를 해보세요.

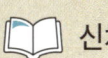 신체 + 전래 놀이　 50분　 2인 | 3~5인 | 6인　

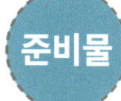 **준비물**　아카시아 앞 그림(77쪽), 가위, 색연필, 풀

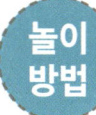 **놀이 방법**

① 두 사람씩 마주 보고 앉아요.

② 아카시아 잎을 보고 떠오르는 생각을 말해보세요.

　*토끼 밥, 아카시아 꿀, 잎 따기 놀이, 꽃향기, 가시에 관한 생각들을 이야기 할 수 있어요.

③ 77쪽 아카시아 잎을 색칠한 후에 가위로 오리세요.

④ 가위바위보를 해서 이긴 사람이 오려 놓은 잎을 하나씩 47쪽 그림에 붙여주세요.

⑤ 잎을 먼저 다 붙이는 사람이 이기게 돼요.

이렇게 해보세요!

1. 꼭 이기려고 집중하다 보면 긴장되고 재미를 느낄 수 없어요. 그냥 편안한 마음으로 해보세요.
2. 게임에서 진 사람은 서운해 할 수 있지만, 다정한 목소리로 다음엔 꼭 이기라고 응원과 격려를 해주세요.

놀이할 때 이것만 주의해주세요!

1. 가위바위보는 천천히 하세요. 뭘 낼지 준비해야 하니까요.

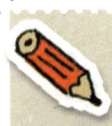 ### 한 줄 평

○○동네 윤 여사님
"아카시아 잎 놀이는 단순하고 쉬운데, 재미는 여느 놀이 못지않아요. 어릴 적 생각이 나고 즐거운 여운이 남아요!"

신체 놀이

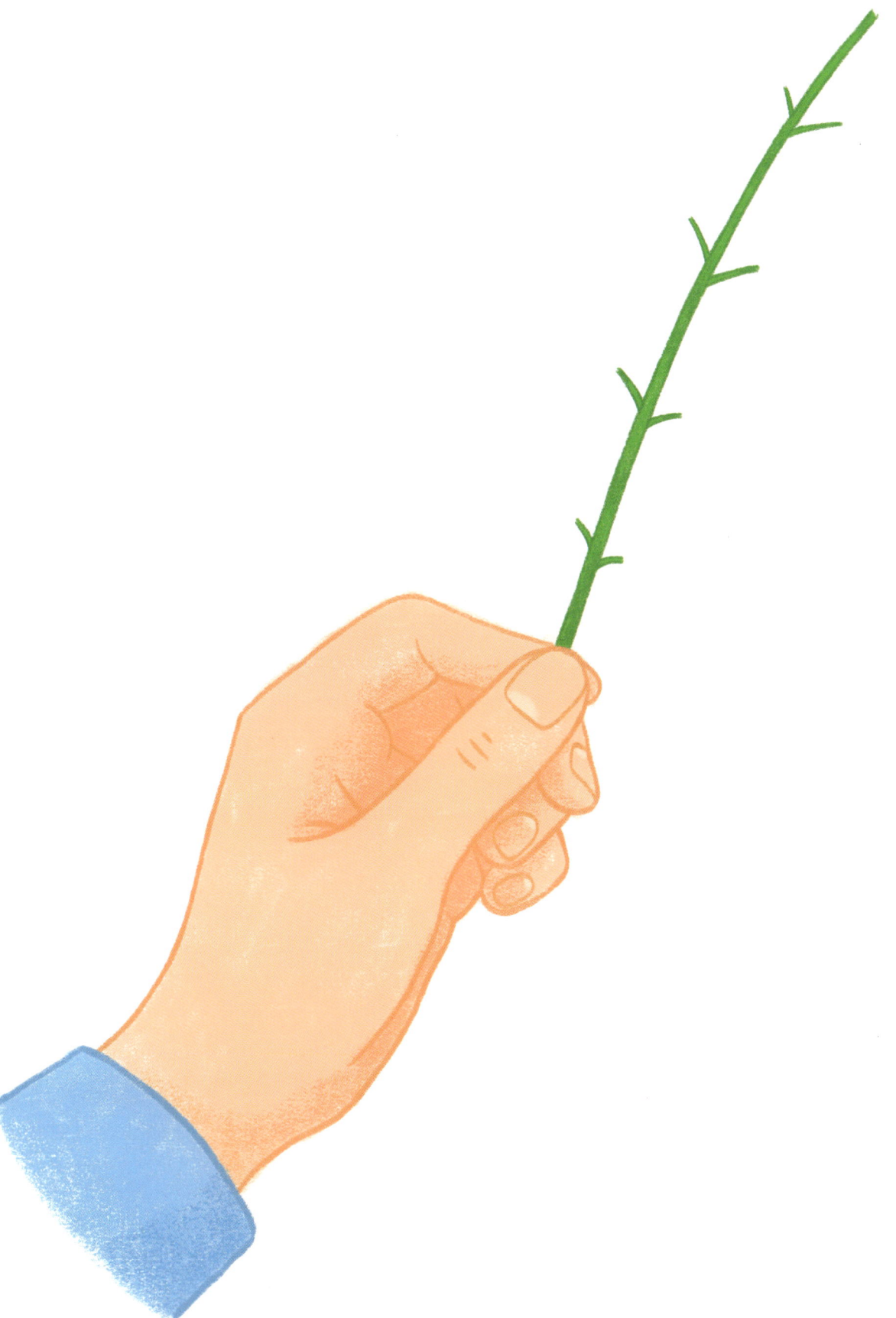

아카시아 잎　47

쌀·보리 놀이

주먹을 쥐고 재빨리 넣고 빼기를 반복해보세요.

 신체 + 전래 놀이   50분   2인 | 3~5인 | 6인   ★★★★★

준비물 없음

놀이 방법
1. 두 사람씩 마주 보고 앉아요.
2. 가위바위보로 술래를 정해요.
3. 술래는 양쪽 손목을 붙여 손을 벌리고, 손가락만 아주 살짝 오므려요.

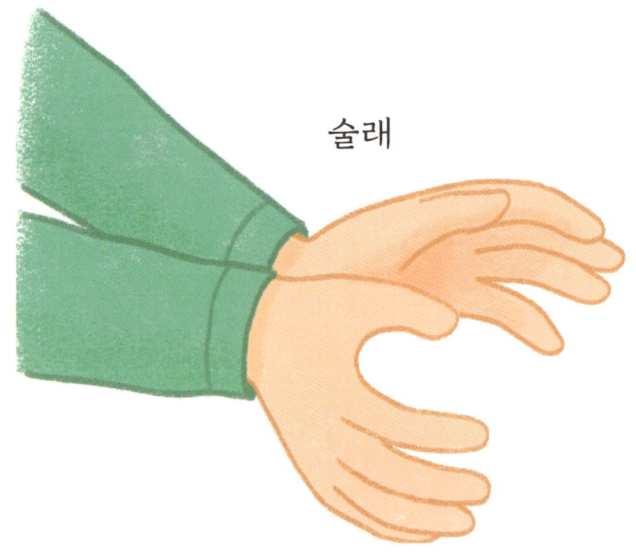

술래

❹ 이긴 사람은 주먹을 쥐고 '쌀·보리'를 외치면서 술래의 손 안으로 재빨리 넣고 빼기를 반복해요. 잡히지 않도록 해요.

> **예시** "쌀보리쌀보리 쌀쌀쌀쌀 보리보리보리
> 쌀보리쌀보리 쌀쌀쌀쌀 보리보리쌀 잡았다."

신체놀이

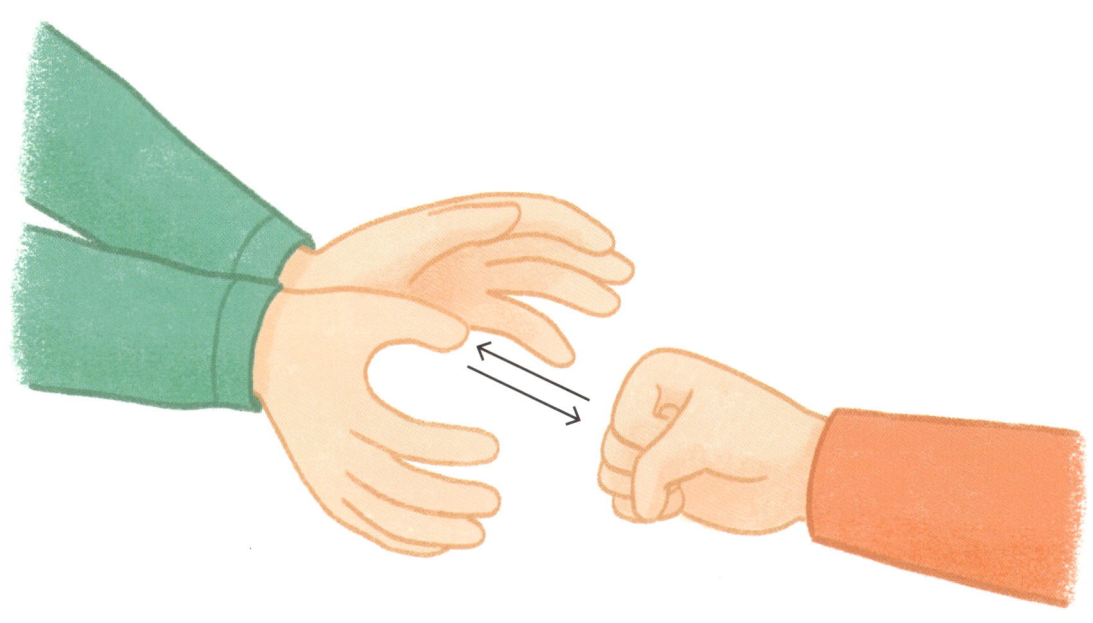

❺ 술래는 이긴 사람이 "쌀"이라고 외칠 때 재빨리 손을 잡고 "잡았다"라고 외치세요. 잡히면 술래가 바뀌어요.

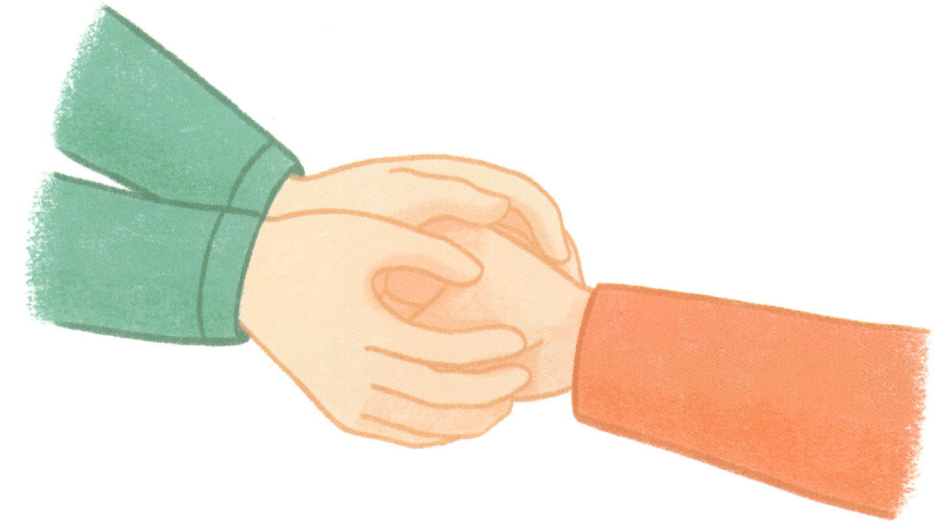

쌀·보리 놀이

이렇게 해보세요!

① 주먹을 넣었다 뺄 때는 술래가 잘 잡도록 해주세요. 중간쯤 들어가다 나오면 안 돼요.

② 술래 입장에서 계속 못 잡으면 지루해져요. 서로 배려해서 재미있는 쌀·보리 놀이를 해보세요.

③ 쌀·보리 놀이가 끝나면 다른 놀이 말을 만들어서 해보세요.

> **예시** 포도·딸기 / 대파·쪽파 / 참외·수박 / 자두·귤 / 오이·무 / 사과·배 / 노래·춤 / 참깨·들깨

❗ 놀이할 때 이것만 주의해주세요!

① 주먹을 세게 넣으면 술래 손이 너무 아플 수 있으니 살살 넣으세요.

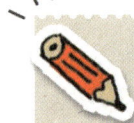 **한 줄 평**

○○동네 최 여사님
"이상하지요. 술래일 때는 계속 못 잡고, 아닐 때는 금방 잡혀요. 그래도 계속 집중해서 하다 보니 잘하게 되었어요. 주먹을 잡거나 잡혀도 재미있어 함박웃음이 나와요!"

공기 놀이

공깃돌 놀이를 해보세요.

 신체 + 전래 놀이   50분   2인 | 3~5인 | 6인    ★★★★★

준비물 공깃돌(다섯 알)

놀이 방법

① 2명이나 3명이서 동그랗게 둘러앉아요.

② 각자 알고 있는 방법으로 오른손·왼손 중 잘 쓰는 한 손으로 연습해보세요.

③ 먼저 혼자 하는 '다섯 알 공기'를 해보세요.

공깃돌 다섯 알을 바닥에 뿌리세요.

한 알 집기: 다섯 알 중 한 알을 위로 던져 놓고 한 알을 집은 다음 떨어지는 한 알을 받으세요. 나머지 공깃돌도 같은 동작으로 하세요.

공깃돌 다섯 알을 바닥에 뿌리세요.

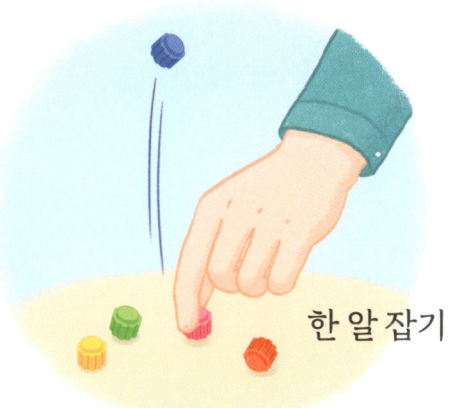
한 알 잡기

두 알 집기: 다섯 알 중 한 알을 위로 던져 놓고 두 알을 집은 다음 떨어지는 한 알을 받으세요. 나머지 공깃돌도 같은 동작으로 하세요.

공깃돌 다섯 알을 바닥에 뿌리세요.

세 알 집기: 다섯 알 중 한 알을 위로 던져 놓고 세 알을 집은 다음 떨어지는 한 알을 받으세요. 나머지 한 알도 같은 동작으로 하세요.

네 알 집기: 공깃돌을 모두 손에 쥐세요. 이때 공깃돌 한 알은 엄지와 검지를 이용해 위로 던진 다음 나머지 네 알을 바닥에 모아서 놓고 떨어지는 한 알을 받으세요. 받은 공깃돌 한 알을 다시 위로 던져 놓고 바닥에 네 알을 집고 떨어지는 한 알을 받으세요.

꺾기: 다섯 알을 위로 던져 손등으로 받은 다음 공깃돌이 뜰 수 있게 위로 던져 떨어지는 공깃돌을 잡으세요. 잡은 공깃돌 수만큼 연수로 계산하세요. 혼자서도 '20년 나기'로 정해서 할 수 있어요.

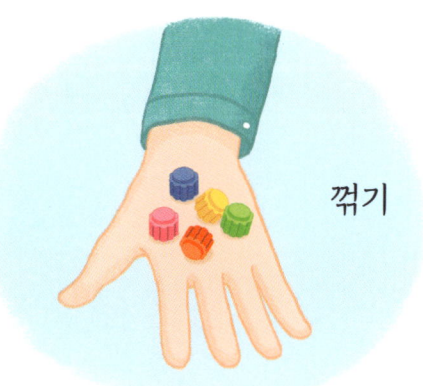

꺾기

꺾기까지 놀이를 잘 끝냈다면 다시 한 알 집기부터 시작해보세요.

 이렇게 해보세요!

둘이서 하는 '다섯 알 공기'를 해보세요.

- 몇 년 나기를 할지 미리 정해요(예: 30년). 정한 연수를 먼저 채우는 사람이 이기는 놀이예요.
- 한 알, 두 알, 세 알, 네 알 집기와 꺾기까지 놀이를 끝내면 다시 한 알 집기부터 시작해요. 이때 꺾어서 받은 공깃돌 수로 연수를 계산해요.
- 놀이 순서는 가위바위보를 해서 이긴 사람이 먼저 시작해요.

다음 사람에게 공깃돌을 넘겨야 할 때

- 집으려는 공깃돌 외에 다른 공깃돌을 건드린 경우
- 던져 올린 공깃돌을 받지 못했거나 집기에 성공 못했을 경우
- 꺾기에서 공깃돌을 손등에 올리는데 한 알만 올라간 경우(손등에 두 알 이상 올려야 해요.)
- 공깃돌을 손등에 올렸다 떨어뜨린 경우
- 공깃돌을 손등에서 꺾다가 떨어뜨린 경우(손등에 올린 공깃돌은 모두 받아야만 성공!)

ⓘ 놀이할 때 이것만 주의해주세요!

1. 공깃돌이 붙거나 가까우면 건드릴 수 있고, 멀면 집을 수가 없어요. 공깃돌을 바닥에 뿌릴 때 공깃돌끼리 붙지 않게 잘 뿌려야 해요.
2. 던질 때 손가락에 힘과 움직임을 조절해서 집을 공깃돌 수에 따라 집기 편하게 던져보세요.
3. 꺾기가 어려우면 손등을 뒤집어 손바닥으로 받으세요.

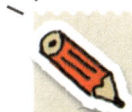

한 줄 평

○○동네 한 여사님

"오래전에 몸에 익은 놀이인데, 처음엔 손이 둔해서 던져 올리고 집고 받기가 엇갈리고 꺾다가도 떨어뜨렸는데, 하다 보니 손에 착착 붙어 재미있어요."

인지 놀이를 시작하기 전에 알아두면 좋아요

1. 놀이 결과보다는 함께 경험을 하면서 정서를 나누는 것이 소중하다는 것을 잊지 마세요.
2. 인지 놀이를 자주 하면서 반짝반짝 뇌세포를 자극해보세요.

날마다 행복한 인지 놀이

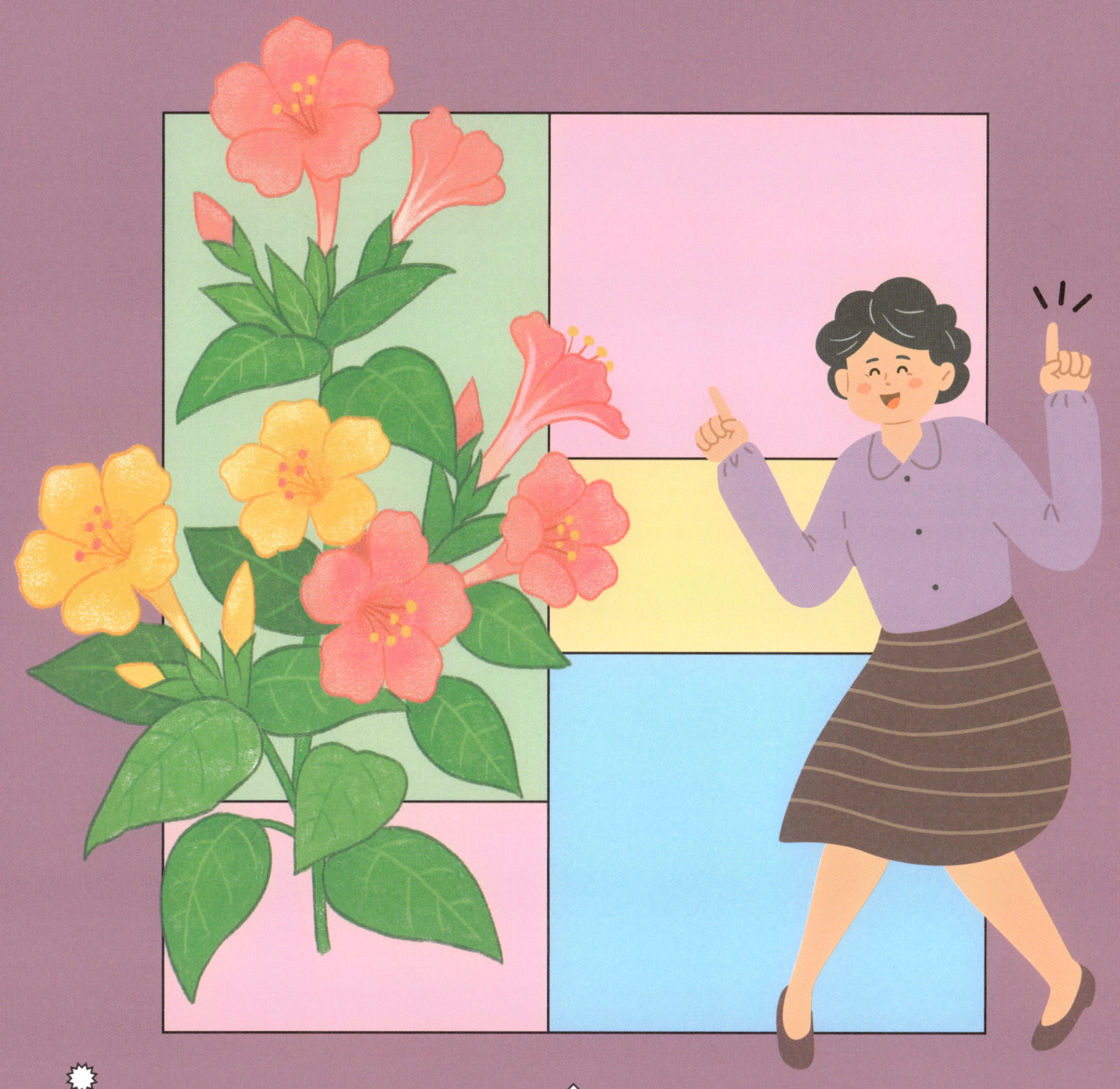

01 십이지신 이름 외우기
02 화투 놀이
03 있다·없다 놀이
04 비밀봉지 놀이
05 스무고개 놀이

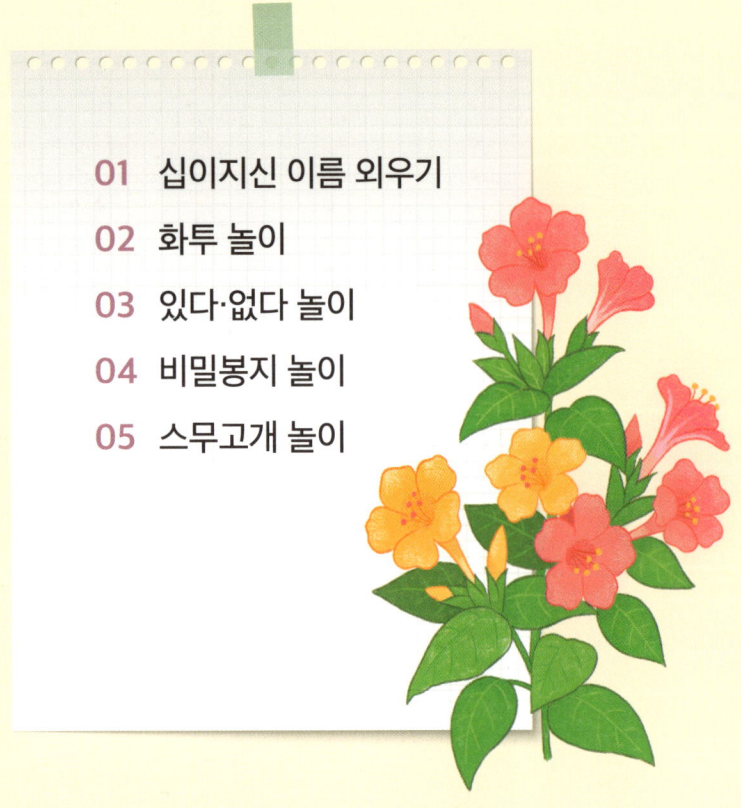

십이지신 이름 외우기

십이지신에는 어떤 동물이 있는지 알아보세요.

| 인지 놀이 | 50분 | 2인 | 3~5인 | 6인 | ★★★★☆ |

준비물: 십이지신 동물 카드(79쪽)

놀이 방법

1. 모두 동그랗게 둘러앉아요.
2. 십이지신에는 어떤 동물이 있는지 한 사람씩 말해보세요.
3. 십이지신을 동물 이름으로 외워보세요.
4. 십이지신 동물 카드를 순서대로 나열하고, 중간에 몇 장을 뒤집어 놓으세요. 뒤집어 놓은 카드 이름을 맞춰보세요.
5. 십이지신 동물 카드를 섞어 놓고 순서대로 나열해보세요.

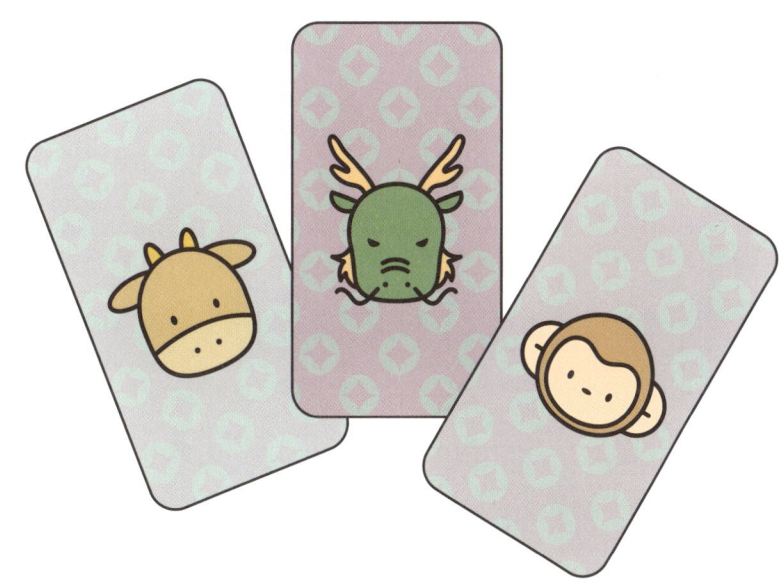

십이지신

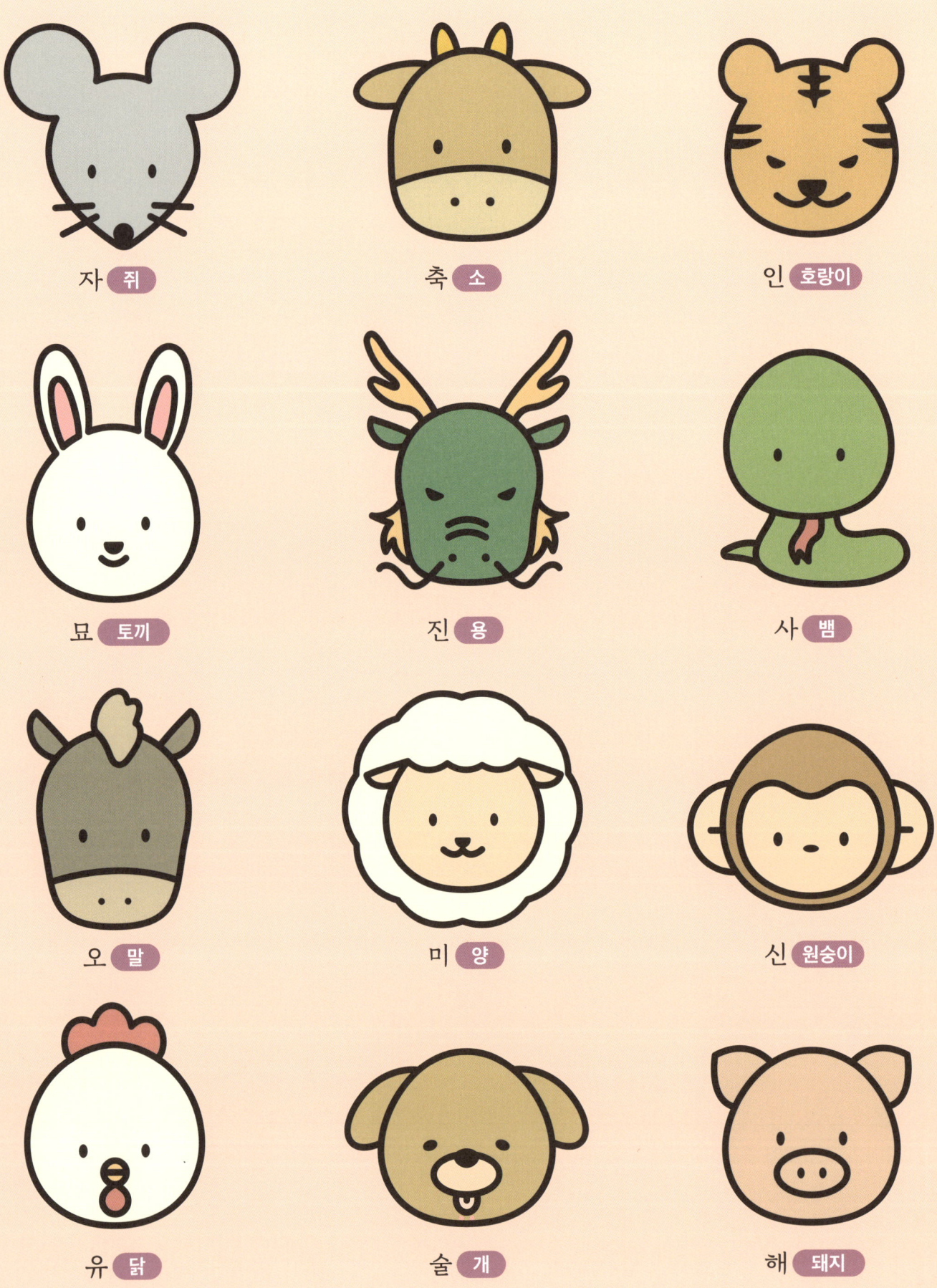

이렇게 해보세요!

① 십이지신 동물 카드에서 가족들의 띠 카드를 빼서 나열하고 띠와 관련한 이야기를 해보세요.

* 돼지는 복을 의미해요.
* 토끼는 지혜로워요.
* 양은 평화를 상징해요.
* 원숭이는 재주가 많아요.

놀이할 때 이것만 주의해주세요!

① 십이지신 동물 맞히기가 어렵다면 동물에 해당하는 특징을 흉내 내며 힌트를 주세요.

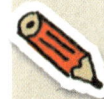 **한 줄 평**

○○동네 장 여사님

"옛날에는 혼인 말이 오가면 맞선 보기 전에 두 사람의 띠가 맞아야 만나볼 수 있었어요. 만나면 잘 맞는 띠가 있고, 혼인하면 안 되는 띠도 있다고 했어요. 어떤 사람에 대해 말할 때도 그 사람은 잔나비(원숭이)띠라 재주가 많다고 했어요. 띠가 인생사 중요한 결정에도 들어가 있었네요."

화투 놀이

함께 둘러앉아 화투 놀이를 해보세요.

 인지 놀이   50분   2인 | 3~5인 | 6인

준비물 화투

놀이 방법
1. 모두 동그랗게 둘러앉아요.
2. 화투장을 활용하여 다음의 방법대로 놀이를 해보세요.

송학(1월)

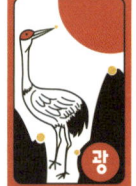 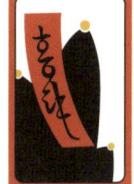 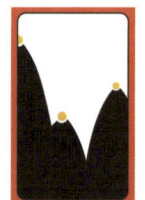 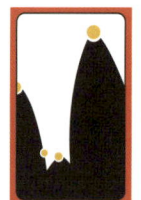

매조(2월)

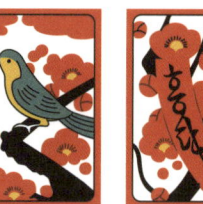 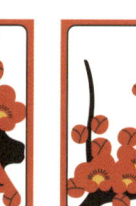 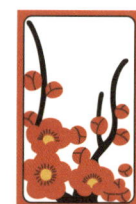

벚꽃(3월)

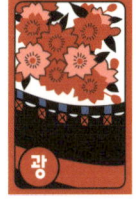 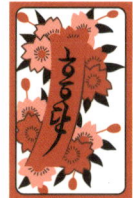 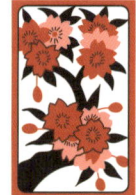 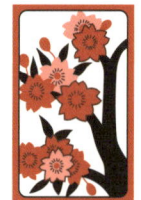

흑싸리(4월)

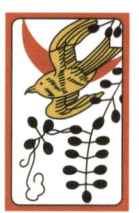 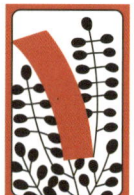 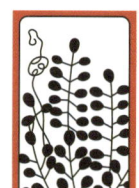 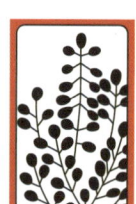

난초(5월)

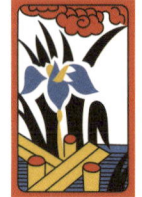  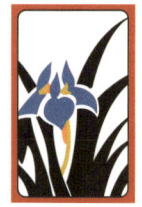 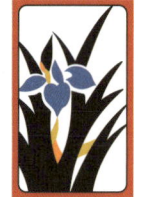

모란(6월)

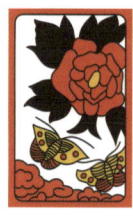 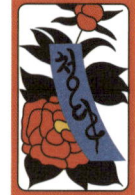 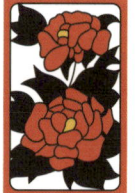 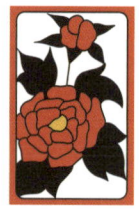

홍싸리(7월)

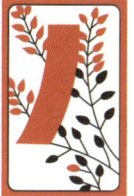 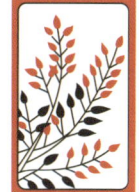 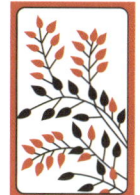 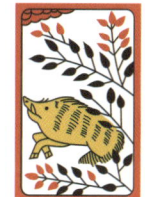

공산명월(8월)

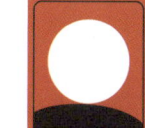 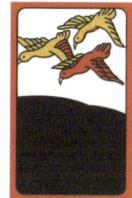 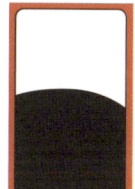 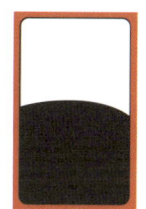

국화(9월)

  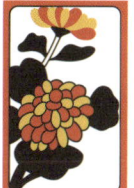 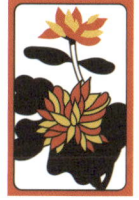

단풍(10월)

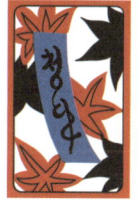 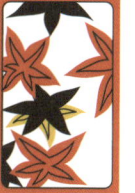 

오동(11월)

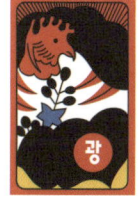   

비(12월)

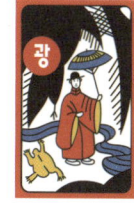 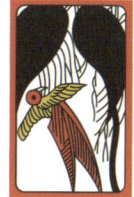 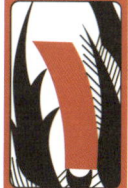 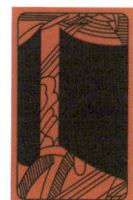

순서 배열 놀이

화투장를 섞어서 바닥에 깔고 1~12월까지 찾아보세요. 먼저 1~12월까지 다 찾은 순으로 순위가 정해져요.

기억 놀이

1. 화투 48장을 모두 엎어 놓아요.
2. 돌아가며 한 장씩 뒤집어 가져오고 1~12월 순서대로 놓으세요.
3. 가져다 놓은 화투 패와 겹치면 다시 엎어 놓고 한 번 더 뒤집어요. 이때 화투 패를 모두에게 보여주고 그 자리에 엎어 놓으세요.
4. 1~12월 화투 패를 먼저 모은 순으로 순위가 정해져요.

이렇게 해보세요!

❶ 짝 맞추기, 화투 이름 맞히기 놀이도 해보세요.

놀이할 때 이것만 주의해주세요!

❶ 화투장을 잘 집어올 수 있도록 바닥에 담요를 깔고 놀이를 하세요.

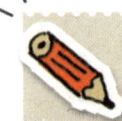
한 줄 평

○○동네 정 여사님

"옛날에 어머니께서는 아침 일찍 화투로 오늘의 운수를 점쳤지요. '오늘은 손님이 오겠구나', '오늘은 돈이 들어오겠구나' 하시면서요."

있다·없다 놀이

작은 나뭇잎이 어디 있을까요? 마술사가 되어보세요.

- 인지 놀이
- 50분
- 2인 | 3~5인 | 6인
- ★★★★★

준비물: 종이컵 2개, 작은 나뭇잎 1개

놀이 방법

1. 한 사람이 진행자가 되어 컵 2개의 안을 보여주고 엎어 놓으세요.
2. 컵 2개를 들어서 "속에 아무것도 없지요."라고 말하세요.
3. 작은 나뭇잎 1개를 들고 "어느 쪽에 넣을까요?"라고 말하세요.
4. 컵 한쪽에 나뭇잎을 넣고 "여기에 넣었어요."라고 말하세요.
5. 양손에 컵을 한 개씩 잡고 컵의 자리를 바꾸면서 다음처럼 얘기해보세요.

   예시
   자리 바꿈 1번 "어느 쪽에 나뭇잎이 있나요?"
   자리 바꿈 2번 "어느 쪽에 나뭇잎이 있나요?"
   자리 바꿈 3번 "어느 쪽에 나뭇잎이 있나요?"
   컵 1개를 추가하고 앞에 순서를 반복해요.

6. 답을 말할 때는 컵을 지목하며 "있다"를 말하세요.
7. 답을 맞히면 진행자는 "있다" 박수 '짝짝짝', 틀리면 "없다, 땡"을 말해요.
8. 한 사람씩 돌아가며 진행자가 되어보세요.

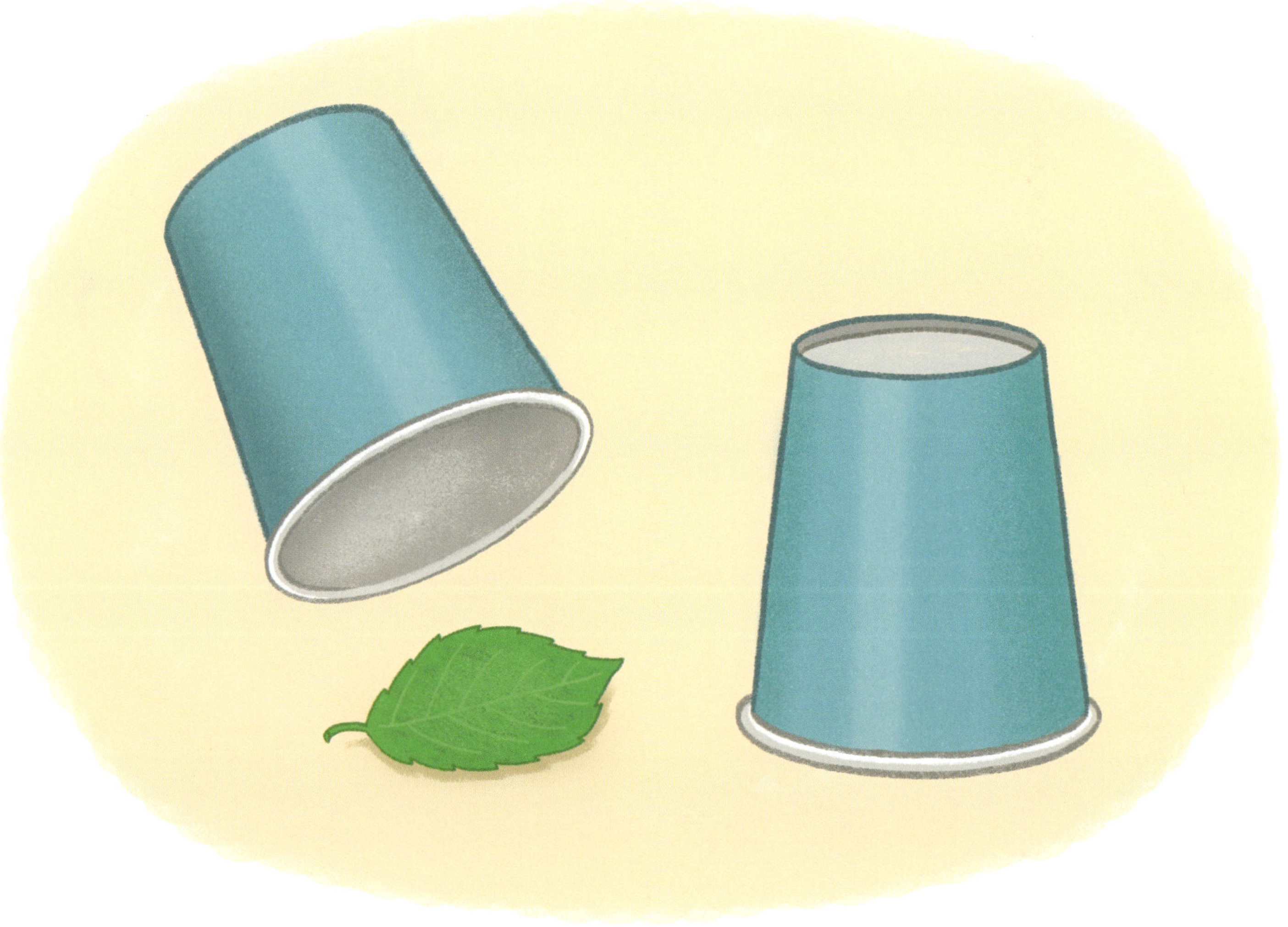

이렇게 해보세요!

① 컵 속에는 솔방울, 단풍잎, 병뚜껑 등 주변에서 쉽게 구할 수 있는 것들을 활용해 보세요.

② 이런 방법으로도 해보세요. 양손 바닥을 보여주고 한쪽에 나뭇잎을 올려놓아요. 양손을 모아서 흔들고 한쪽으로 나뭇잎을 넣고 주먹 쥐고 "어느 쪽에 있나요?" 하고 물어보세요. 처음 놀이보다 어렵지만 맞히면 재미있어요.

❗ 놀이할 때 이것만 주의해주세요!

① 컵을 천천히 움직여야 나뭇잎의 이동을 시선이 따라가 맞출 수 있어요.

② 진행자는 어느 쪽에 나뭇잎이 있는지 기억해주세요. 그래야만 바로 "있다" 박수 '짝짝짝', "없다, 땡"을 할 수 있어요.

한 줄 평

○○동네 윤 여사님

"예전 장터에서 사람들이 둥그렇게 모여서 한 아저씨가 컵 밑에 뭔가를 넣고 손으로 이리저리 옮기는 것을 뚫어져라 보고 있었던 것이 생각났어요. 그 아저씨는 사람들에게 어느 쪽에 있냐고 했어요. 궁금해서 눈을 크게 뜨고 봤지만 맞춘 적은 없었어요."

비밀봉지 놀이

손을 넣어 살금살금 만져보세요.

📖 인지 놀이 ⏱ 50분 👤 2인 | 3~5인 | 6인 👥 ★★★★★

준비물 종이봉지, 밤, 호두, 땅콩, 도토리, 숟가락 등 다양한 사물

놀이 방법

① 모두 동그랗게 둘러앉아요.

② 진행자는 봉지에 준비한 밤과 호두, 땅콩, 숟가락, 병뚜껑을 넣으세요.

③ 첫 번째 사람이 봉지에 손을 넣어 무엇이 있는지 만져보고 말은 하지 않아요.

④ 돌아가며 첫 번째 사람처럼 봉지에 손을 넣어 만져보세요.

⑤ 만져보는 것이 모두 끝나면 첫 번째 사람은 두 번째 사람에게 만져본 것이 무엇인지 말해주세요.

⑥ 돌아가며 만져본 것이 무엇인지 다음 사람에게 전달하세요.

⑦ 말 전달이 모두 끝나면, 서로 의논해서 물건 이름을 말해요.

⑧ 진행자는 물건 이름이 맞으면 봉지에서 물건을 하나씩 꺼내고, 박수를 쳐주세요.

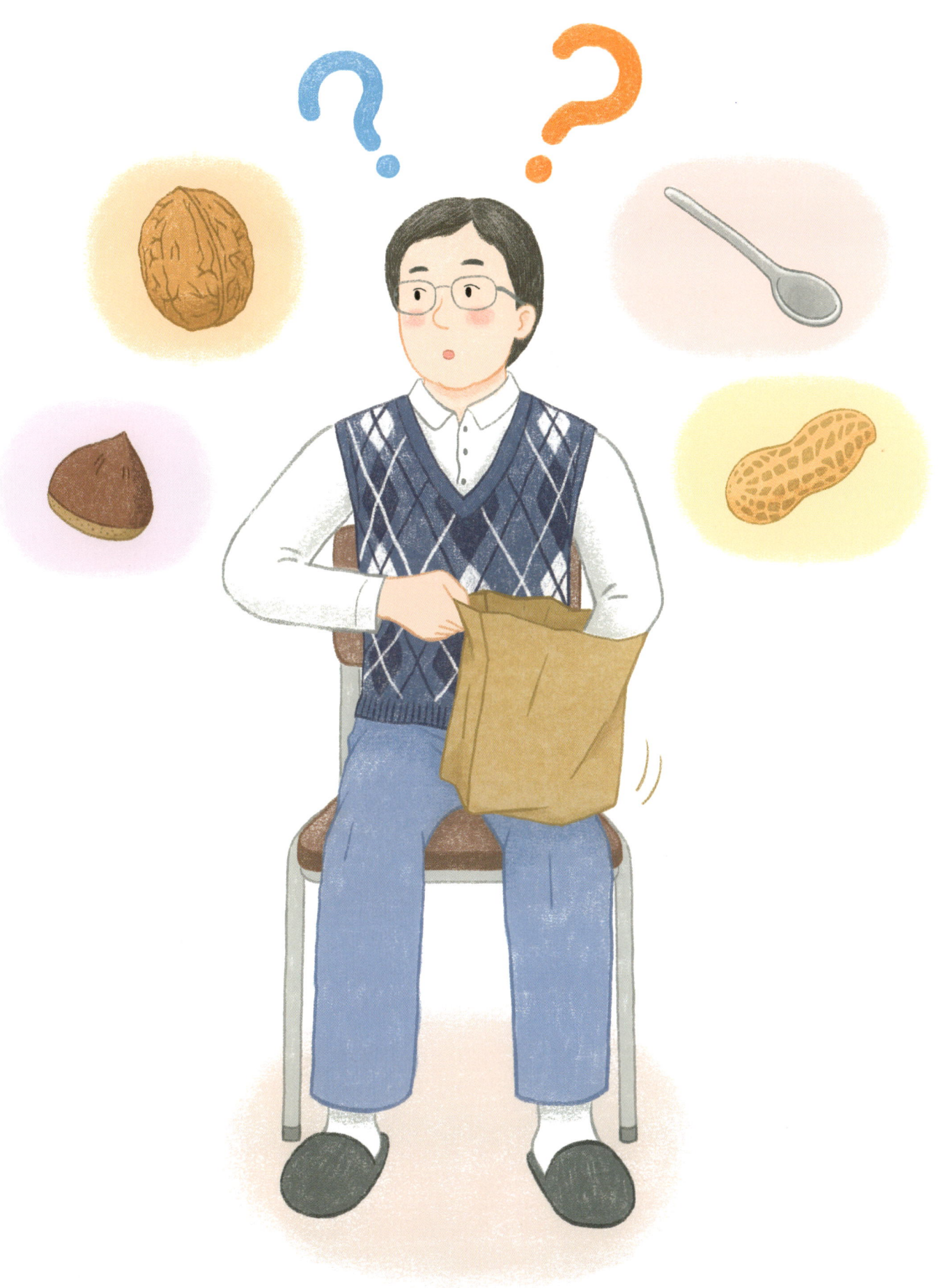

인지 놀이

비밀봉지 놀이 67

이렇게 해보세요!

① 조용히 혼자 있는 사람에게 비밀봉지 놀이를 시작해보세요. 관심이 없는 듯했다가도, 뭐가 있나 궁금해서 손을 넣어 만져볼 거예요. 이렇게 해서 자연스럽게 말을 틀 수 있어요. 어쩌면 '누가 말 걸어주는 사람 없나' 하고 기다리고 있었을지도 몰라요.

놀이할 때 이것만 주의해주세요!

① 다칠 수 있으니 봉지 속에 넣는 물건은 날카롭고 뾰족하지 않은 것으로 넣어주세요.

② 봉지에 넣는 물건은 3~5개로 조절할 수 있어요. 종류가 많으면 만지다가 잃어버려요.

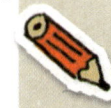 **한 줄 평**

○○동네 정 여사님
"촉감으로 무슨 물건인가 알아맞히기는 긴장도 되고, 궁금하고 설레기도 해요."

스무고개 놀이

고개를 넘어갈수록 점점 정답이 보여요.

| 인지 놀이 | 50분 | 2인 ǀ 3~5인 ǀ 6인 | ★★★★☆ |

준비물 메모지, 연필

놀이 방법

1. 모두 동그랗게 둘러앉아요.
2. 진행자는 메모지에 정답을 적고 숨겨두세요.
3. 진행자는 "지금부터 스무고개를 시작합니다."라고 말하고 놀이를 시작해요.
4. 스무고개 답을 맞히면 진행자는 숨겨 두었던 메모지를 보여주세요. 맞힌 사람에게 다 같이 박수를 '짝짝짝' 보내요.

분꽃

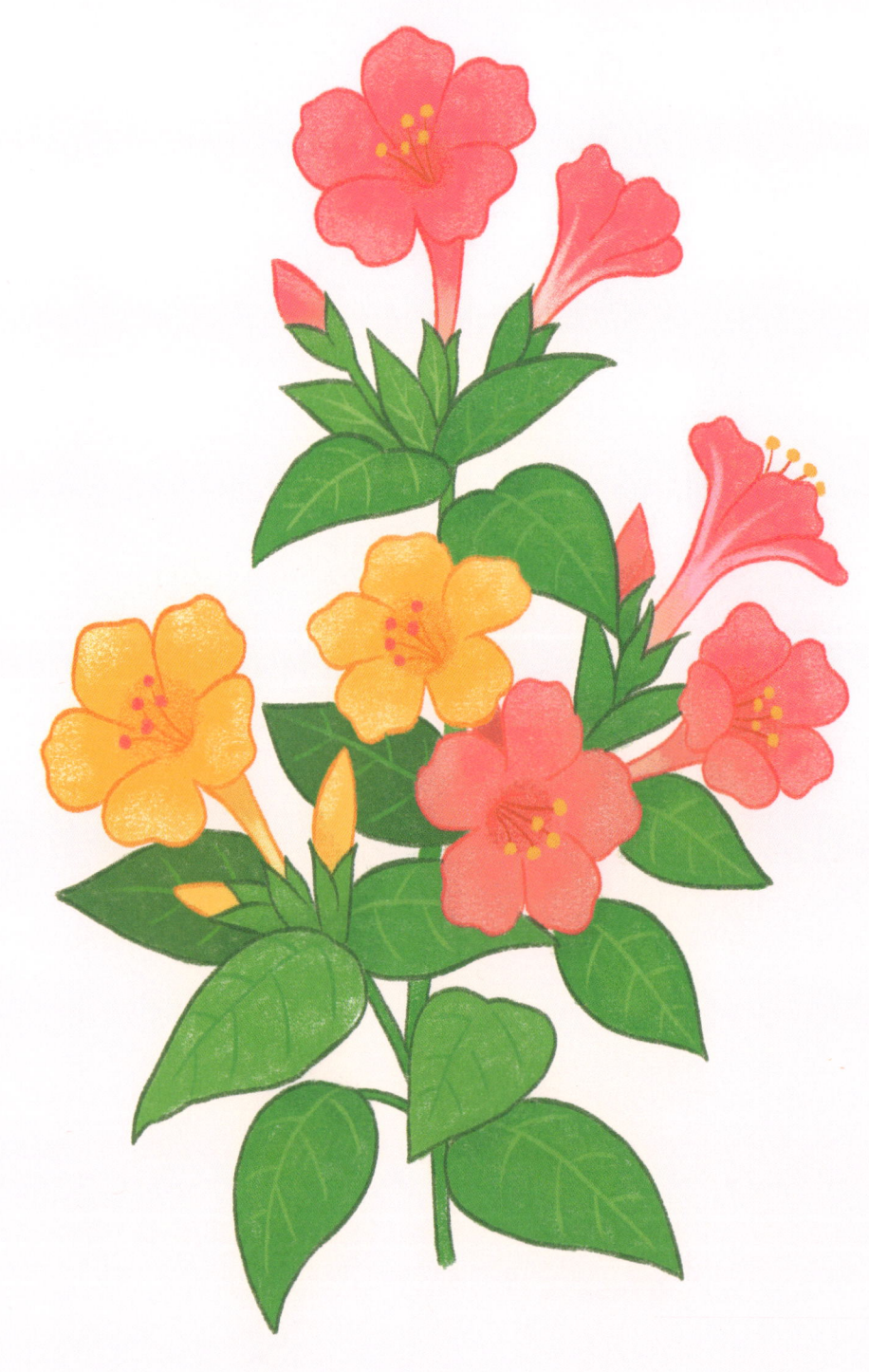

한 고개 : 집에 있나요? / 아니요.

두 고개 : 먹는 건가요? / 아니요.

세 고개 : 산에 있나요? / 아니요.

네 고개 : 바다에 있나요? / 아니요.

다섯 고개 :	들에 있나요. / 아니요. 화단에 있어요.
여섯 고개 :	꽃인가요? / 네.
일곱 고개 :	봄에 피나요? / 아니요.
여덟 고개 :	여름에 피나요? / 네.
아홉 고개 :	무슨 색인가요? / 진분홍색이 많고, 한 송이에 진분홍색과 노란색이 섞여 있는 꽃도 있어요.
열 고개 :	채송화 / 아니요.
열한 고개 :	잘 모르겠네요. / 조그만 나팔처럼 생겼어요.
열두 고개 :	나팔꽃 / 아니요. 한낮에는 꽃잎이 오므라들어 활짝 핀 꽃을 볼 수가 없지요. 오후 4시쯤 피는 꽃이에요. 씨는 겉이 까맣고 동글동글 속은 하예요. 꽃말은 수줍음이고 옛날에 시계가 없을 때 이 꽃이 피면 저녁밥 지을 준비를 했대요.
열세 고개 :	**알았다. 분꽃! / 네 맞았어요.**

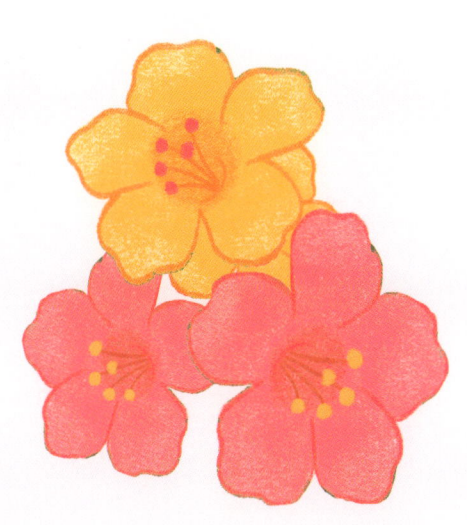

김치

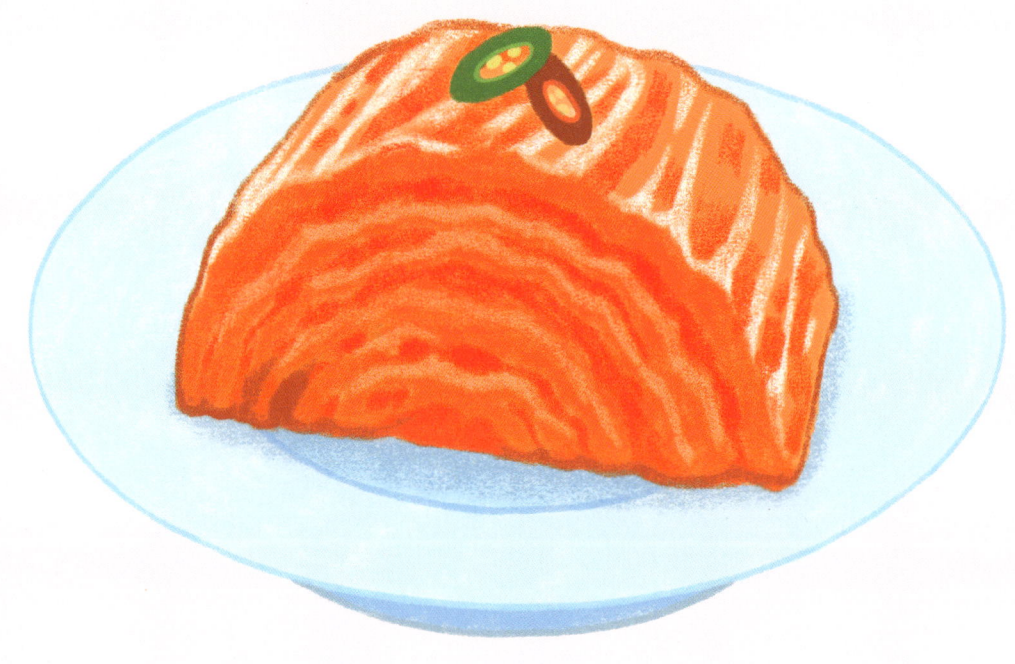

한 고개   :   **집에 있나요? / 네.**

두 고개   :   가구인가요? / 아니요.

세 고개   :   먹는 건가요? / 네.

네 고개   :   자주 먹나요? / 네.

다섯 고개 :   밥인가요? / 아니요.

여섯 고개 :   반찬인가요? / 네.

일곱 고개 :   국물이 있나요? / 조금 있어요.

여덟 고개 :   찌개인가요? / 아니요.

아홉 고개 :   매운맛인가요? / 네.

열 고개   :   **알았다. 김치! / 네 맞았어요.**

이렇게 해보세요!

① 어려우면 흥미가 떨어질 수 있으니 쉬운 문제부터 시작해보세요.
② 일상생활과 관련이 있거나 자연에서 문제를 내면 좋아요.
   예시 휴대폰, TV, 냉장고, 시계, 시장, 미용실, 화장품, 이발소, 세탁소, 신발, 우산, 모자, 된장, 고추장, 간장, 해, 달, 별, 바다, 덩굴장미, 나팔꽃, 소나무, 은행나무, 벚나무 등

놀이할 때 이것만 주의해주세요!

① 진행자는 시작할 때 "일상생활과 관련 있는 문제입니다.", "자연과 관련 있는 문제입니다."라고 설명을 해주세요.
② 정답에서 너무 멀어지면 친절하고 자세한 힌트를 주세요.

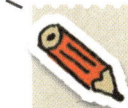 **한 줄 평**

○○동네 박 여사님
"어릴 때 많이 했던 스무고개를 오랜만에 해보니 옛날 생각이 나네요!" 어릴 때 친구들하고 많이 해봤어요."

부록 1 칠교도

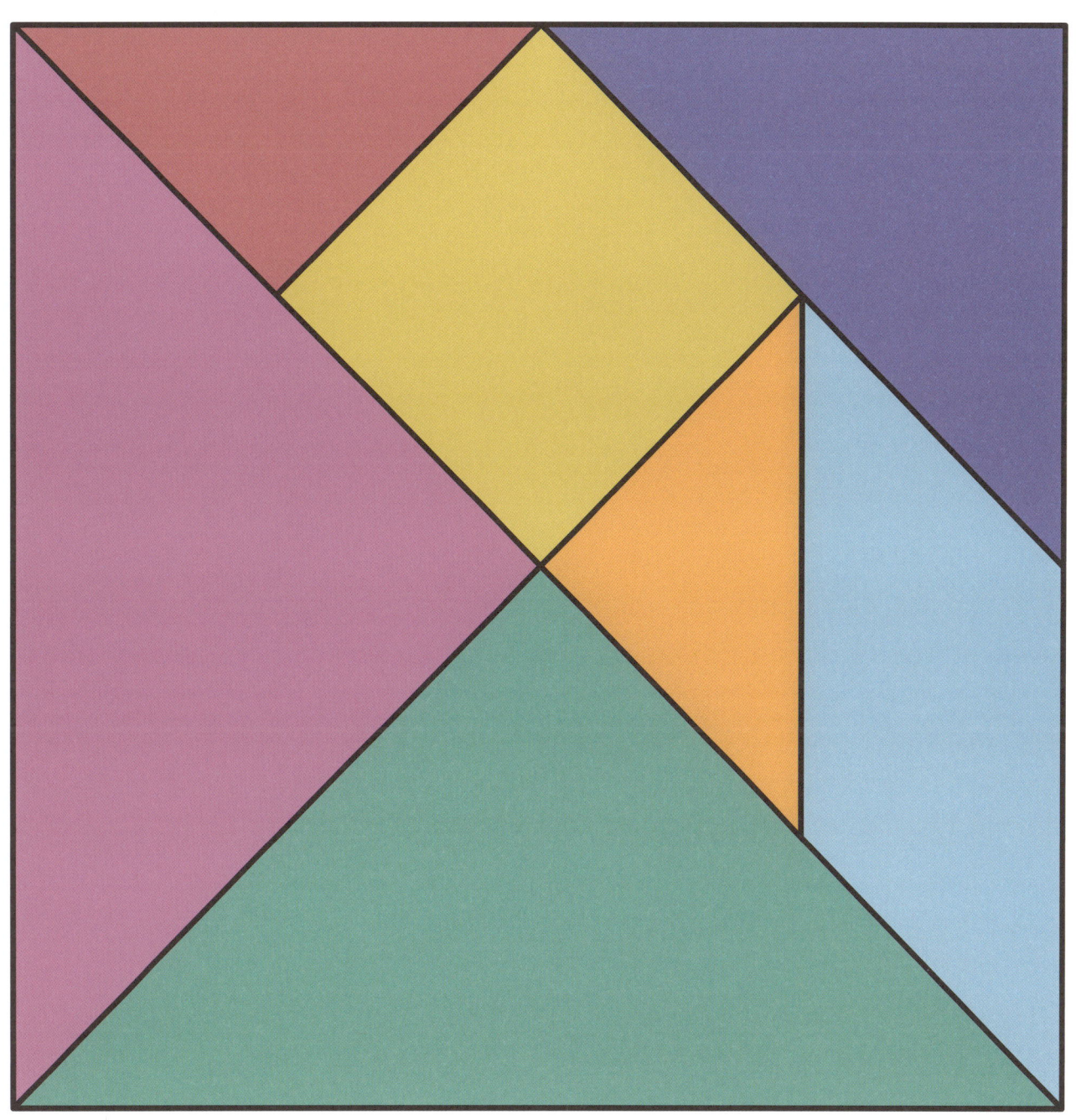

부록 2 아카시아 잎

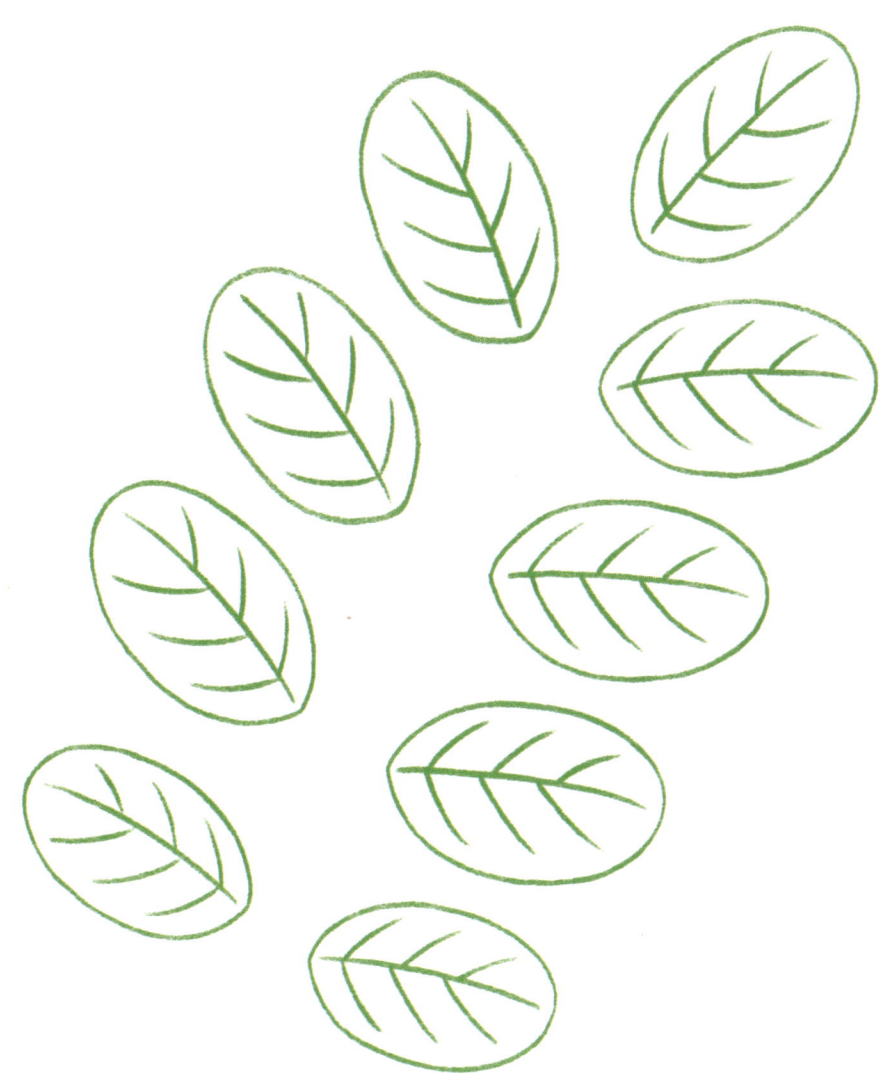

부록 3 십이지신 동물 카드

자(쥐)	축(소)	인(호랑이)	묘(토끼)
진(용)	사(뱀)	오(말)	미(양)
신(원숭이)	유(닭)	술(개)	해(돼지)

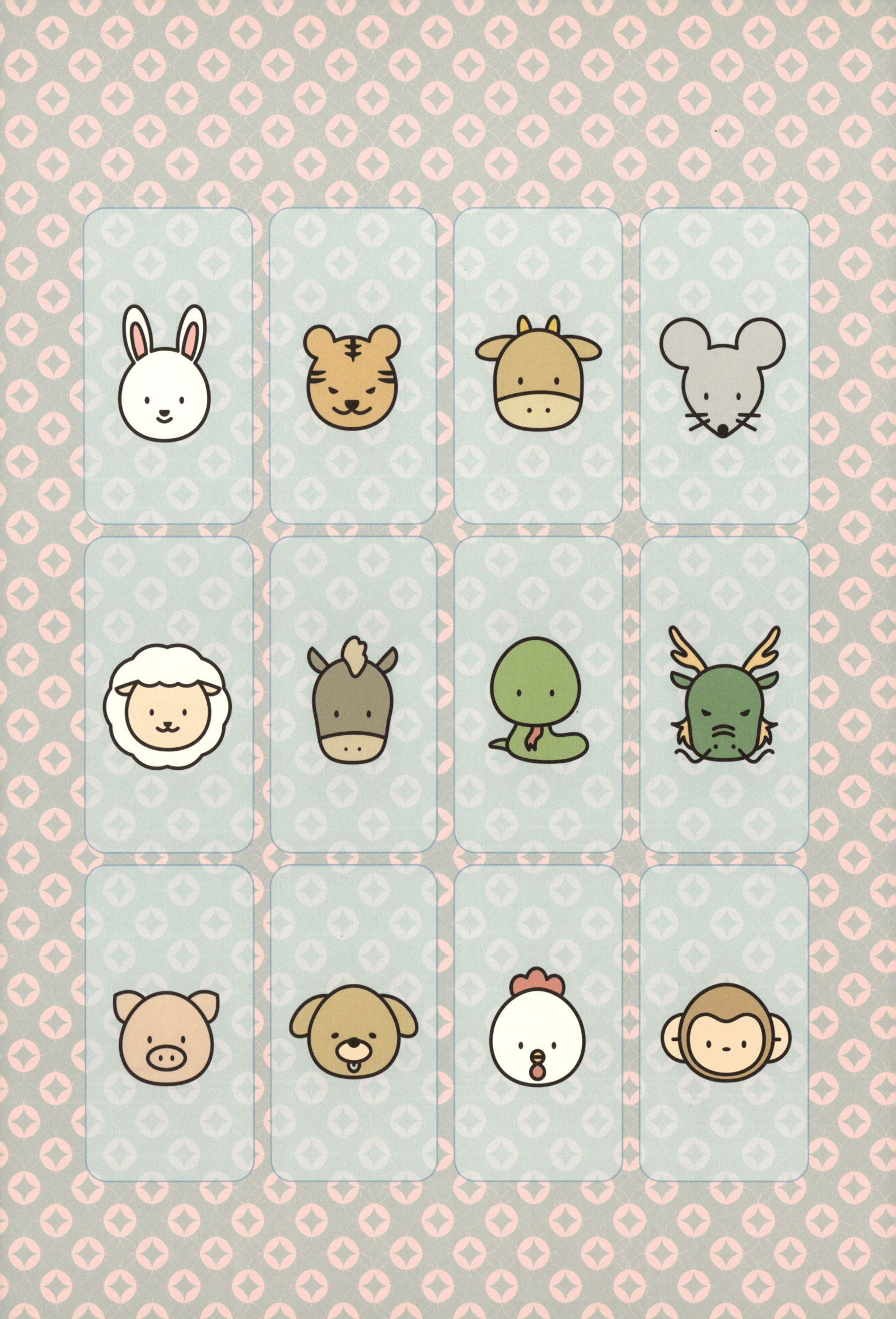